新版

健康心理学

野口京子
Noguchi Kyoko

金子書房

新版まえがき

　本書の初版が健康心理学の入門書として世に送り出されたとき，まだ日本では「健康心理学」の学科もコースもなかった。その後，日本健康心理学会の年次大会，研修会，国際会議などを通じて，健康心理学関連の研究活動が発展し，2000年には初めて文部科学省認可の健康心理学科が誕生して，大学における教育活動も始まった。

　本書の初版を出版したとき，「数年後にはきっと，健康と疾病に関して多くの知見をもたらす健康心理学が心理学の主なる分野の一つになるだろう」と予感したのだが，現在の心理学界の状況を見るとそのとおりになってきたと思われる。

　いまほど健康が注目を浴びている時代はないかもしれない。人間の健康と疾病に目を向ける者なら，心理学者だけでなく，誰もが健康心理学に関心をもつだろう。健康心理学者は，メンタルイルネスを扱い直接的な治療を求めることを主たる目的とするのではなく，なぜ人は健康を害するような行動をとるのかその要因を見つけ，また，われわれが理解して実行しながら習慣化していけるような健康増進と疾病予防のための情報や方法論を提供するよう，努力しているといえる。

　本書は，初版と構成は同じであるが，統計的資料を新しいものに変え，各章に，基本的知識の理解を助け，自学学習とディスカッションのきっかけになる設問と実習テーマ，そしてキーワードを追加し，読者にとって使いやすいテキストを目指したつもりである。

　健康心理学はアカデミックな研究のみに限定されてよいものだろうか。健康心理学者は実践的なスキルをもつべきではないだろうか。そのような視点に立

つとき，今後充実させていかなければならない領域として，健康心理カウンセリングが上げられる。それは，生活習慣病の予防や健康行動の変容のために必須のスキルといえるものである。

　健康を達成し，健康であるための心理学の理論，概念，そして方法それぞれに重点を置きながら，社会の期待に応えられるように，健康心理学が理論と実践の両輪をもって前進するとともに，本書がこれから健康心理学を学ばれる多くの方々に有益なものとなることを願っている。

　2006年夏

野 口 京 子

まえがき

　人間を対象とした科学の中で，人間の健康をめざす健康心理学の意義と重要性が知られるようになってきたのは，10年前のことである。日本健康心理学会が設立され，以後急速に発展してきた。加速的な変動の時代に総合的な対応が要請される社会で，健康に関しても全人的な把握と対応が必要になってきた。生活習慣の形成と，健康の回復・維持・増進，疾病予防に，心理学のはたす役割が認識されるようになった。そして，心とからだの懸け橋であるストレス研究の発展，インフォームド・コンセントなどの医療の場の課題，増加する子どもの非行や健康問題，高齢者社会の生活の質，このような問題に対しても心理学的アプローチの意味が大きく浮かびあがってきたのである。

　欧米と異なり，まだ日本では，健康心理学の講座がいくつかの大学で開設されているだけである。しかし，健康心理学を学びたいという人びとは急速に増加している。翻訳書や著書も出版されるようになってきた。本書は，健康心理学を理解するための入門書として書かれたものである。基礎的な理論と，理論を実践するための具体的な方法を紹介することを目的とした。

　テキストとしての役割は，健康心理学と行動科学の学問領域とが密接に関連していることを伝え，また，生物的メカニズム，社会的メカニズム，心理的メカニズムの働きの相互のかかわりが実際にはどのようなものなのかを伝えることであろう。たとえば，疾病の危険因子を多く含む生活習慣をつくるパーソナリティ，ソーシャルサポートのない高齢者が配偶者の死に直面したときの免疫機能の変化などである。人間の行動を認知的，行動的，環境的決定因の連続的相互作用によって説明している社会的学習理論を，日常の生活のなかで確認していくことも大切である。

本書では，1章で健康心理学とは何か，その台頭の背景，特色についてふれ，2章では健康心理学の理論と実践をささえる心理学の基本的な概念をあげた。3章では，健康行動がどのようにしてつくられるのか，その要素と過程を説明するモデルの主要なものを紹介した。4章，5章では健康と関連したストレスとパーソナリティの研究成果と知見を解説し，6章〜10章では危険因子を排除して生活習慣病を防ぐための具体的情報，健康教育のプログラムや自発的習慣化をささえる諸領域について解説した。11章では健康心理学の実践となる健康心理カウンセリングについてその概要を理論を中心に紹介し，12章では各章で述べてきた健康増進と疾病予防の行動をつくるために必要な概念をまとめた。

　本書では，健康を理解するための心理・社会的アプローチを主にしたため，身体的・生理的知識に関しては最小限度にとどめてあるので関連の参考文献を参照していただきたい。

　健康心理学と臨床心理学がどのように違うのかということは，よく問われてきたことである。人の行動を変えるために心理療法やカウンセリングの手法を用いるのは共通している。その過程で健康心理学あるいは他の関連分野の研究結果や知見が情報としてクライエントに伝えられなければならない。そして行動変容の選択は自分で行うということが臨床心理学との一番の違いであろうか。臨床心理学はもともと病んでいる人がいる場がその活動の中心であるが，健康心理学は問題をかかえながらも生活をしている人がいる場，あるいは健康な人びとがいる場も主な対象になるといえるだろう。水面下から浮かび上がってきてから，あるいは地中から地面に出てきて空へ向かっていくとき，問題を解決しながら強くなっていくとき，病気を予防するとき，問題行動を防ぐとき，そして自己実現しようとするとき，健康心理学の力が発揮されるのではないだろうか。

　健康心理学が期待されている今日，本書がその理解と実践のための一助となれば幸いである。

　　　1998年　春

野 口 京 子

目　次

新版まえがき　i

第1章　健康心理学の台頭―――1

 1　健康とは …………………………………………………1
 2　健康心理学の台頭 ………………………………………4
 3　他学問領域との関連 …………………………………10

第2章　健康心理学の基盤となる心理学の概念―――12

 1　精神分析の心理学から ………………………………12
 2　学習理論から …………………………………………17
 3　行動理論から …………………………………………19
 4　発達理論から …………………………………………21
 5　動機づけと情動理論から ……………………………22
 6　認知主義の心理学から ………………………………23
 7　人間の情報システム――認知理論から ……………24
 8　人間主義の心理学から ………………………………25
 9　まとめ …………………………………………………26

第3章 健康行動の理解 ─── 28

1 健康行動（health behavior）……28
2 健康行動を予測する因子 ……30
3 健康行動をつくるモデル ……31
4 予防 ……36
5 危険因子 ……39

第4章 ストレスと健康 ─── 40

1 ストレスとは何か ……40
2 ストレスモデルの発展 ……41
3 ライフイベント理論 ……45
4 ストレス対処 ……48
5 心理的ストレスと疾患 ……53

第5章 パーソナリティと健康 ─── 60

1 健康なパーソナリティ ……60
2 健康をつくる概念 ……70
3 疾病とパーソナリティ ……71

第6章 生活習慣と健康 ―― 77

1 習慣の形成 ……………………………………77
2 健康な生活習慣 ………………………………78
3 生活習慣病の予防 ……………………………85

第7章 ソーシャルサポート ―― 96

1 ソーシャルサポートの定義 …………………96
2 ソーシャルサポートと健康に関する理論 …97
3 ソーシャルサポートの測定 …………………99

第8章 ヘルスケアシステム ―― 102

1 ヘルスサービス利用のモデル ………………102
2 わが国のヘルスサービス ……………………103

第9章 健康教育 ―― 114

1 各発達段階における健康教育 ………………115
2 各生活の場における健康教育 ………………122

第10章 健康心理学で用いるアセスメント —— 135

1 アセスメント（assessment） ……………… 135
2 評価（evaluation） ……………… 136
3 種々のアセスメント ……………… 137
4 アセスメントの評価と結果の用い方 ……………… 141

第11章 健康心理カウンセリング —— 145

1 カウンセリングの基礎理論 ……………… 146
2 健康心理カウンセリング ……………… 151
3 カウンセリングの過程 ……………… 151
4 健康心理カウンセリングの理論的立場 ……………… 152
5 理性感情行動療法（Rational Emotive Behavior Therapy） ……………… 154
6 交流分析（Transactional Analysis:TA） ……………… 158
7 自律訓練法（Autogenic Training:AT） ……………… 162
8 健康心理カウンセリングの実際 ……………… 163
9 肯定的資質の発見 ……………… 166

第12章 健康的な生活習慣をつくる —— 167

1 自発的な行動変容 ……………… 167
2 生活習慣の維持と逆戻り防止 ……………… 170
3 健康行動をつくる ……………… 172

引用・参考文献 ……………………………………… *177*
索　引 ……………………………………………… *184*

新版あとがき　*188*

第1章

健康心理学の台頭

　健康心理学は，1980年代にアメリカで台頭してきた心理学の一分野である。日本では，1988年に本明寛が日本健康心理学会を設立した。以後，人生80年時代となった日本の現状で，それぞれの活動の場で，また，それぞれの人生の各発達段階を移行していくときに，健康的に過ごすための具体的な方法を示すことを重要な課題として研究活動が発展してきている。どのような場でも，どのような年代でも，それぞれが自分の生き方の目標をつかみ，価値を創造する意欲をもち，健康的な生活をすることをめざしている。

1. 健康とは

健康観
　健康に関する見方のことを健康観という。健康についての見解は多様性をもっている。「健康は病気ではないこと」という図式でとらえてはならない。健康とは身体の内で生じている状態だけではなく，身体の外，つまり社会的，文化的な意味をもつ環境において，いかに主体性を発揮できるかということであるといえよう。病気があっても健康でありうるし，医学的にみて病気がなくても不健康でありうるのである。健康観は，人生観や価値観と密接にかかわっている。したがって，その人の主観的な立場を十分に認識して健康を語ることが必要であろう。健康の指標も，主観的健康，客観的健康で内容は異なり，絶対的な定義をする必要はないと思われる。また，健康の意味も，時代や文化，年齢，さらに政治や経済によっても変化するものである。

健康の定義

健康をどのようにとらえればよいだろうか。

WHO（World Health Organization）は、「健康とは、病気、あるいは虚弱でないというだけでなく、心理的にも、身体的にも社会的にも完全に良好な状態（ウェルビーイング：well being）である」と定義している。WHO憲章の目的は「すべての人間が可能な最高の健康水準に到達すること」であり、健康権を規定して「到達し得る最高水準の健康を享受することは基本的人権の1つである」と宣言している。

ストーン（Stone, G. C.）は、健康の定義を、理想説と方向説で説明した。理想説は、生体（organism）の理想状態で健康を考え、疾病は理想状態をそこなうものとみる。したがって疾病や障害を回復させる努力が必要となる。方向説は、プラスの価値をもった方向を健康と考え、より一層健康の方向に進むことが人間として好ましいということになる。

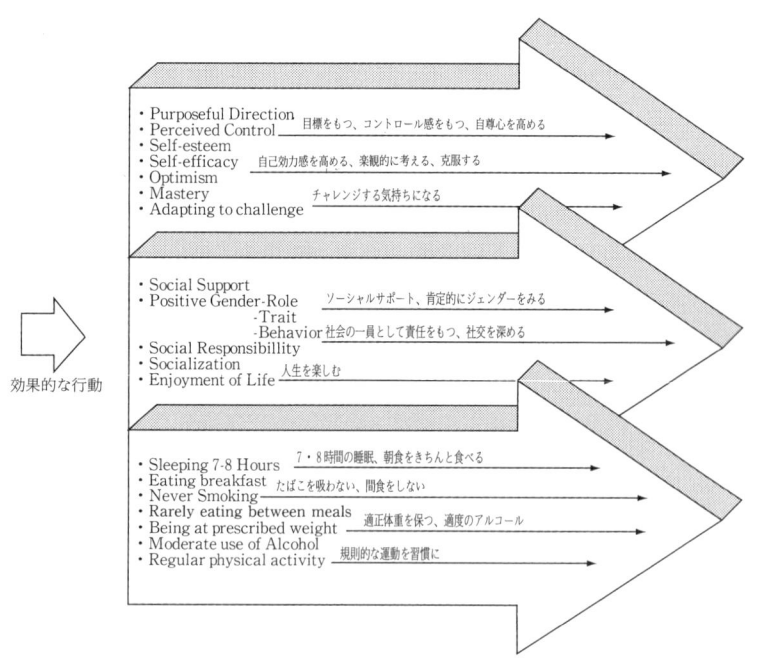

図1.1　健康とウェルビーイング

表1.1 健康の5つの要素

	たまに	時々	かなり	いつも
[心理的健康]				
1　よく笑う。	1	2	3	4
2　自分の感情を恥ずかしがらずに表わすことができる。	1	2	3	4
3　たいていのことはコントロールすることができる。	1	2	3	4
4　良い気分でいる。	1	2	3	4
5　怒ったときには，他人を傷つけたり争ったりしない方法で表出する。	1	2	3	4
6　いろいろなことにチャレンジしている。	1	2	3	4
7　楽観的である。	1	2	3	4
[身体的健康]				
1　適正体重を維持している。	1	2	3	4
2　一日に30分以上の運動を週に3，4回している（早足歩き，ジョギング，水泳など）。	1	2	3	4
3　7～8時間の睡眠をとっている。	1	2	3	4
4　アルコール摂取は適量である。	1	2	3	4
5　間食をしない。	1	2	3	4
6　朝食をきちんと食べる。	1	2	3	4
7　たばこを吸わない。	1	2	3	4
[社会的健康]				
1　他人と正直にかかわっている。	1	2	3	4
2　利己主義的な行動はせずに他人の気持ちを配慮している。	1	2	3	4
3　社会的な活動に参加しさまざまな人との交流を楽しんでいる。	1	2	3	4
4　個人的な感情について話すことができる人がいる。	1	2	3	4
5　自分の性役割を肯定的に受けとめている。	1	2	3	4
6　社会的に問題となる行動は改めようとしている。	1	2	3	4
7　人生を楽しんでいる。	1	2	3	4
[環境的健康]				
1　公害問題や自然保護に関心がある。	1	2	3	4
2　リサイクルできる製品を買うようにしている。	1	2	3	4
3　紙の両面を使うようにしている。	1	2	3	4
4　歯みがきや洗顔のときに水道の水を節水している。	1	2	3	4
5　環境問題に関心をもつ政治家を選ぶ。	1	2	3	4
6　自然を愛する。	1	2	3	4
7　故意に環境を破壊する人をみたら通報する。	1	2	3	4
[認知的（思考的）健康]				
1　結果をよく考えずに行動することはない。	1	2	3	4
2　失敗から学び，次回は違った行動を試みる。	1	2	3	4
3　頭が冴えていて的確な判断で物事に対応できる。	1	2	3	4
4　家族や友人は私の判断を信じている。	1	2	3	4
5　時間に縛られることなく上手に時間を使っている。	1	2	3	4
6　物事を決定する前には他の選択肢も考慮する。	1	2	3	4
7　感情が起きるもとになっている自分の思いこみをさがす。	1	2	3	4

これらを総合して考えると，健康の心理的，身体的，社会的な要素には図1.1のようなものが含まれ，それぞれの矢印の中の要素を最大化に向けてすすめていくことが健康をつくることになるといえる。

さらに，最近になって議論の対象となってきた環境の影響も，私たちのライフスタイルをつくる姿勢にかかわってくる。心理的健康，身体的健康，社会的健康に加えて，環境的健康，認知的（思考的）健康も加えて考えてみることが必要になってくる（表1.1）。

2. 健康心理学の台頭

台頭の背景

健康心理学が生まれた背景には，急速に変化し激動する社会からひきおこされたストレスのネガティブな影響が考えられる。また，疾患の様変わりが大きな要因としてあげられる。以前は伝染病など感染が死因の中心であったのが，最近では，脳血管障害，がん，心疾患などを主としたライフスタイルに起因す

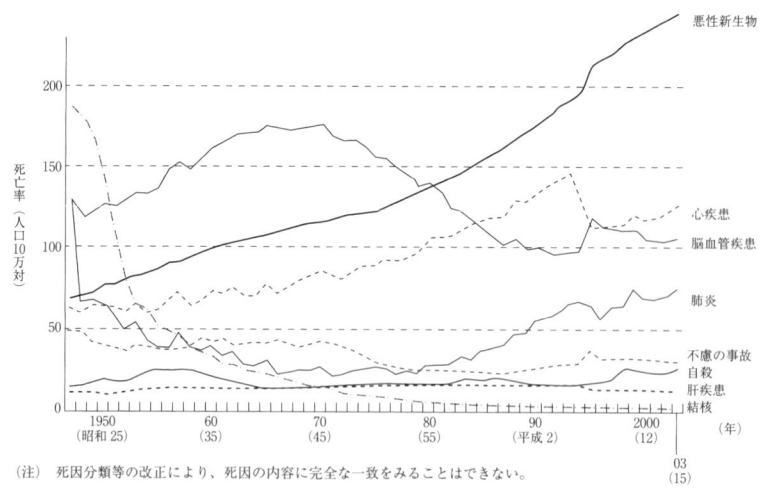

（注）死因分類等の改正により、死因の内容に完全な一致をみることはできない。

図1.2　主要死因別にみた死亡率の年次推移（資料：厚生労働省「人口動態統計」）

る疾患が増加してきた（図1.2）。さらに，医療費高騰によるヘルスケアシステムにかかる負担の増加により，疾病予防を視点とした対策も必要になってきた。

　人びとの健康の増進をめざす過程において，心理学の実生活への応用，活用の必要性が高まり，心理学的アプローチが求められてきている。心理学が有する認知，学習，動機づけ，情動などの側面における知識と技術が，健康的なライフスタイルの獲得に，有効に役立つものと考えられてきたのである。さらに，「病は気から」といわれるように，心身二元論から心身一如の考え方に変わってきたことも，健康心理学誕生の背景になっている。

健康心理学の定義

　アメリカ心理学会の健康心理学部会は，健康心理学を，「健康の維持と増進，疾病の予防と治療，健康・疾病・機能障害に関する原因・診断の究明，およびヘルスケアシステムや健康政策策定の分析と改善等に対する心理学領域の特定の教育的・科学的・専門的貢献のすべて」と定義している。

　健康心理学は，健康と疾病の原因，進行，結果に関する心理学の役割を強調している。健康心理学の目標とその役割は以下のように，(1) 研究，(2) 実践の2つの領域に分けられる。

(1) 健康心理学の理論の理解，説明，発展，検証をめざす

① 病因となる行動を評定する
- 冠動脈性心疾患（coronary heart disease: CHD）は，喫煙，コレステロールのレベル，運動不足，高血圧，ストレスなどと関連している。
- がんの多くは，食事，喫煙，飲酒，健康，健康診断の不受診などの行動と関連している。
- 脳卒中は，喫煙，コレステロール，高血圧などと関連している。
- 死因で見逃されがちなものに事故があげられるが，これは，アルコール摂取，薬物，無謀な運転などと関連している。

② 不健康な健康行動を予測する
- 喫煙，アルコール摂取，高脂肪食はビリーフ（信念）と関連している。
- 健康と疾病に関するビリーフは，健康行動を予測するときに用いること

1. **直接的活動**
   （カウンセリング）
   - 来談者中心カウンセリング
   - 意思決定のカウンセリング
   - 行動カウンセリング

2. **実践＋プログラミング＋スーパーヴィジョン**

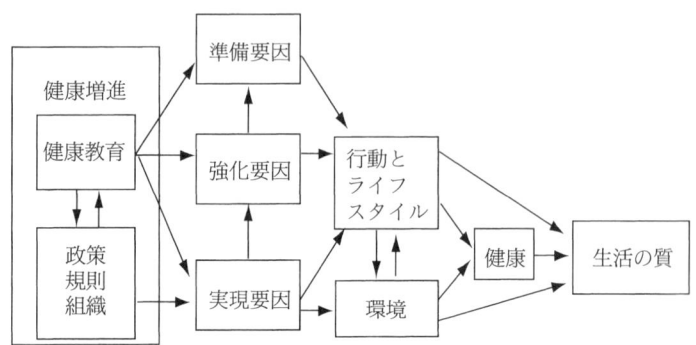

3. **研究＋教育**
   1. ストレスと健康
   2. ライフスタイルと健康
   3. 健康教育と健康学習
   4. 高齢者の健康問題
   5. 健康増進と疾病予防
   6. 健康と行動
   7. 生涯発達と健康
   8. 情動と健康
   9. 臨床健康心理学
   10. パーソナリティと健康

4. **社会政策**

厚生労働省	文部科学省	警察庁	総務省

図1.3　健康心理学の全体像

ができる。
③ 病気になったときの心理学の役割を理解する
- 病気の結果生じる心理的状態を理解することは，痛みや吐き気などの身体的な症状を緩和する。
- 病気の結果生じる心理的状態を理解することは，不安や抑うつなどの心理的な症状を緩和する。
④ 病気の治療における心理学の役割を評価する

- もし心理的要因が病気の原因として重要なものであれば，その治療においても重要な役割をもつ。
- 病気の結果生じる心理的な状態に介入し治療することは，寿命にも影響を与える。

(2) 健康心理学の理論を以下の方法で実践する
① 健康的な行動を増進する
- 病気のときの行動の役割を理解することによって，不健康行動に目標を定めることができる。
- 行動を予測するビリーフを理解することによって，そのビリーフに目標を定めることができる。
- ビリーフを理解することによって，そのビリーフを変えていくことができる。
② 病気を予防する
- ビリーフと行動を変えることによって，病気の発症を予防することができる。
- 病気のときに，行動的介入をすることによって（心臓発作のあとで禁煙する），その後の病気を予防することができる。
- 健康関連の専門家のコミュニケーション技術の上達をはかり，介入のための訓練をすることは，病気を予防することに役立つ。

健康心理学の特徴

「生物医学モデルと健康心理学」をオグデン（Ogden, J.）は以下のように比較している。

① 病気の原因となるものは？
　　生物医学モデル……疾病は身体の外から身体内に侵入し変化をひきおこす。あるいは身体内で知らずに生じる変化である。そのような疾患の原因となるものには，化学物質のアンバランス，バクテリア，ウイルス，遺伝的要因などがある。

健康心理学…………人間は複雑な体系をもつものであり，疾病は単一の原因でおきるのではなく，多面的な要因が関与している。単純な直線モデルで考えるのではなく，疾病は生物的（たとえばウイルス），心理的（たとえばビリーフや行動），社会的（たとえば雇用）要因の組み合わせでおきると考える。
② 病気の責任は誰に？
　　　生物医学モデル……疾病は生物学的な変化によっておこりコントロールのきかないものであるので，個人は疾病に対しての責任はない。身体的変化をおこす外部からの力の犠牲者であるとみなす。
　　　健康心理学…………疾病は各要因の組み合わせの結果としておきるので，個人を単に受身の犠牲者とみてはならない。病気の原因になる行動の役割を認識することは，自分の健康や病気に対して責任をもつことである。
③ 病気はどのように扱われるべきか？
　　　生物医学モデル……ワクチン，手術，化学療法，放射線療法など，すべて，内部の身体的状態を変化させることをねらった治療である。
　　　健康心理学…………生じた身体的変化だけでなく，その人全体に介入することになる。行動変容，ビリーフや対処方法を変えていくこと，医療的な指示に従うことなどである。
④ 誰が治療の責任者となるか？
　　　生物医学モデル……治療の責任は医療関連の専門家にある。
　　　健康心理学…………単に身体的な病気だけでなく全人的な介入がなされるのであるから，介入方法に対して自分自身も責任がある。薬の服用を守ったり，ビリーフや行動を変える責任がある。犠牲者とはみなさない。
⑤ 健康と病気の関係はどのようなものか？
　　　生物医学モデル……健康と病気は質的に異なっているとみる。健康と病

　　　　　　　　　　気は一直線上にはない。
　　健康心理学…………健康と病気は質的に異なるものではなくて，一直線上に位置している。健康か病気かどちらであるかと考えるよりもむしろ，個人がこの一直線上を，健康から病気へ，そして病気から健康へ移動していると考える。
⑥　心と身体の関係は？
　　生物医学モデル……心と身体の機能はお互いに独立している。これは，古典的な心身二元論でいわれていることである。心身二元論では心と身体は異なった原理で働くものであると考える。心は抽象的で，感情や思考と関連していて，身体は皮膚，筋肉，骨，器官などの物質的なことに関連していると考える。
　　健康心理学…………心身二元論に対して，心と身体の相互作用に焦点をあてた。これは，健康に対する全人的アプローチの発展を反映している。
⑦　健康と病気に関する心理学の役割は？
　　生物医学モデル……病気は心理的な結果をもたらすかもしれないが，心理的な原因は存在しない。たとえば，がんは不幸せをもたらすかもしれないが，気分ががんの発症や進行に関係することはない。
　　健康心理学…………心理的要因は，病気の結果だけでなく病因にも寄与している。

3. 他学問領域との関連

　健康を維持・増進するためには，このように，基礎研究から予防，教育，管理にまで関連してくるので，登場するのは他に健康教育者，医師，看護師，栄養士，疫学者，社会学者，人類学者，運動生理学者などであり，協力してこの学際的な感覚を必要とする研究課題に取り組むことになる。したがって，健康心理学は，従来の心理学，医学などが個別に扱う範囲を越えて広い領域にまたがり，数多くの分野の協力によって成り立つといったきわめて学際的な側面をもつ。健康心理学が扱う課題はその時のニーズや価値観に応じた体系と対応を必要とする。そして，それぞれが自発的に定めた方向へ，社会的支援を得ながら進んでいけるようなシステムを整えることが望まれる。

♪健康心理学の課題
♪ライフスタイル　♪ウエルネス　♪健康教育　♪ストレス　♪ＨＩＶ感染　♪慢性疾患　♪心疾患　♪食行動異常　♪喫煙　♪高血圧　♪アレルギー疾患　♪アルコール依存症　♪がん…etc.

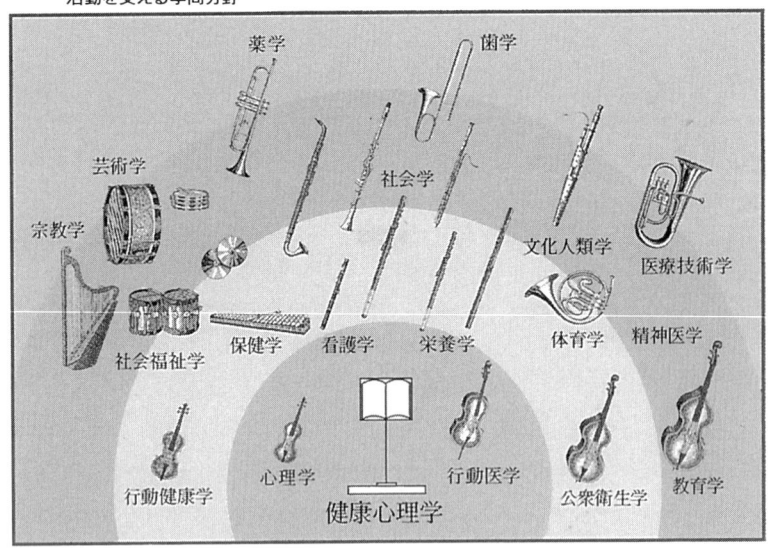

図1.4　活動を支える学問分野

ミラー（Miller, N. E）はこれからこの分野を担う人びとについて次のように語っている。「どんな個人でも一人では健康心理学にとって望ましい知識と技能のすべてを身につけることはできないのであるから，さまざまな学生をそれぞれの力量と興味にあわせたプログラムによって教育することが大切になる。心理学のいずれかの領域と自分がそこで働こうと計画している健康の意味をしっかりと身につけるべきである。」

　健康心理学は，いわばオーケストラの指揮者である。その曲に必要な楽器の音色をハーモニーさせて音楽をつくりあげていくように，心理学と行動医学，教育学，公衆衛生学，栄養学，看護学など，さまざまな分野の活動を統合し，健康心理学の課題を達成していく役割が期待されている（図1.4）。

《設問》
　①「健康観」はどのように変化してきたか？
　②健康心理学はなぜ台頭してきたか？

《実習》
　①最近，あなたが病気になったときに，生理学的な要因以外に，どのような要因がどの程度かかわっていたか考えてみよう。

【キーワード】
　ウェルビーイング　健康心理学の関連領域　WHO憲章　ストレス　ライフスタイル　健康行動　ビリーフ　生物医学モデル

第2章

健康心理学の基盤となる心理学の概念

　健康心理学が生まれ，発展してきた背景には，疾患の様変わりが大きな要因としてあげられ，増加していくライフスタイルに起因する疾患に対して心理学的アプローチの必要性が高まってきた。

　心理学は，生体の行動や経験に関する科学的研究である。つまり，認知される社会的・物理的環境，生物学的生体との相互作用に関する研究である。

　本章では，心理学の主要理論である，学習，行動，認知，情動，動機などの側面から，健康的なライフスタイルの獲得に必要な重要概念をあげる。

1. 精神分析の心理学から

　人間の意識世界の探求が主流であったときに，無意識の重要性を強調し，心の大部分は本人自身も気づいていない無意識によって占められていると指摘したのはフロイト（Freud, S.）である。彼は多くの概念を提唱したが，基本的には無意識の力によって人間の多くの行動が支配されていると考えた。自分でもよくわからない行動は，本来生得的な事態から生ずるものだが，それは両親や社会から禁止され，罰せられるために抑圧されているものと考えた。抑圧されたものは，無意識となる。

　「人間の心の中に行動をおこさせる源泉が存在するのだろうか」

フロイトの精神分析の提示した概念
① 　無意識

　無意識とは意識，合理的感知の欠如。フロイトの理論においては，抑圧され

た葛藤や意識に直接的に近づけない欲求のための，貯蔵庫の働きをする心の部分である。

夢の解釈には，願望の充足，歪曲，検問，顕在夢，潜在内容を考える。錯誤行為には，言いまちがい，書きまちがい，やりそこないがある。

② 精神分析理論

組織的なパーソナリティ理論で，幼児期の体験，性，無意識過程などをパーソナリティの発達と障害に影響を与えるものとして重視する。

③ 自由連想法

無意識の世界を探るために用いられる，主要な心理力動的手続き。患者は自らの心を自由にさまよわせ，すべての思考や感情を連続的に報告する。

フロイトのパーソナリティの構造と力学

① パーソナリティの構造

フロイトによるとパーソナリティは以下の3つの体系から構成されている。エス（Es），自我（Ego），超自我（Superego）（図2.1）。

② パーソナリティの力学

パーソナリティの力学は，3つの体系を動かす心的エネルギーの交換から成りたっている。心的エネルギーは本能から得られる。

　本能……本能はエスに宿り，自我と超自我はエスからエネルギーをひき出している。

　心的エネルギーの配分……心的エネルギーの配分は，エネルギー恒存の法則により3つの体系に流れていく。その配分は成長によって変化していく。

　不安と防衛機制……不安に直面したときに，それを防ぐために無意識のうちにさまざまな努力をする自我の働きを防衛機制という。

精神分析の分派

① ユング（Jung, C. G.）の分析心理学

ユングは，「分析心理学」と呼ぶ独自の心理学を確立し，「心のタイプ」とし

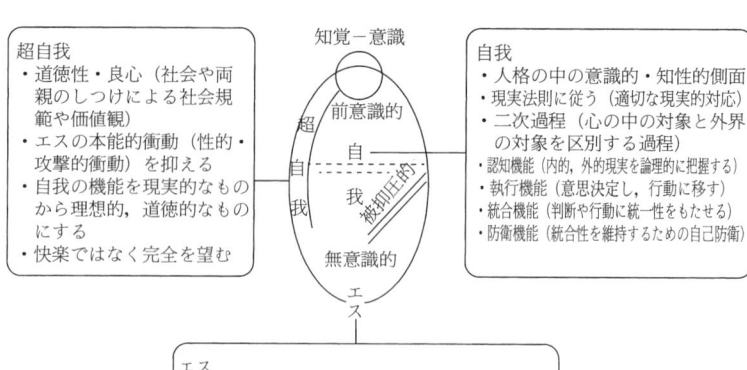

図2.1 フロイトの性格判断論
(本明, 1968 ; 野口, 1996から作成)

表2.1 ユングの外向型・内向型分類

	外　向　型	内　向　型
感情的側面	○情緒の表出が自由で活発 ○気分の流動が早い ○あっさりしていてあきらめが早い ○陽気で心配することが少ない	○感情の表出は控え目 ○気分の変化は少ない ○気難しい ○内気で心配しがちである
意志的側面	○精力的で独立心が強く，指導力がある ○決断が早く実行力も旺盛である ○慎重に考慮しないで着手し，失敗することもある ○飽きやすく気持ちが変わりやすい ○新しい状況に対する適応は早い	○自分が先に立って行うことより，他人に従うことが多い ○思慮深いが実行力は乏しい ○やり始めたことは良心的に粘り強く行う ○凝り性 ○新しい事態への適応には時間がかかる ○他人とのかかわりが少ない仕事を好む
思想的側面	○常識的で奇をてらうようなことがない ○概して折衷的である ○他人の考えをよいと思えば抵抗なく受け入れる	○ものごとに対して懐疑的，批判的である ○理論的分析に長じている ○自説を固執し，ときに些細なことにこだわり大局を見失う
社会的側面	○広い範囲の人と交際する ○流暢な話し方と巧みな機知をもって明るく，楽しく談笑することを好む ○他人におだてられたり，だまされたりすることもある	○交友範囲は狭い ○多くの人と気軽につき合うことが不得手である ○おとなしいが自分に対する他人の意見や批判には敏感で感情を傷つけられやすい

て外向型，内向型に分類した（表2.1）。

　　意識：その根本的態度と機能……外向型　内向型
　　　　　　　　　　　　　　　　　思考－感情　感覚－直感
　　個人的無意識……意識上の経験内容が抑圧や忘却によって無意識になったものである。コンプレックスは無意識の中にあり，何らかの感情によって結ばれている心的内容の集まりである。
　　普遍的無意識……人間が誰でも共通にもっている無意識である。基本的な型である，元型のうちで代表的なものとして影，アニマとアニムス，自己がある。
　　自己実現の過程……個性化の過程ともいわれ，各個人がもっている潜在的可能性を開発し，本来もっている生命の全体を実現することである。心の発達とは，この自己を実現する過程であり，ユングはこれを人生の最高の目標とした。
　② アドラー（Adler, A.）の個人心理学
　アドラーは人間の行動の動因は，劣等感とその補償としての権力への意志であると考えた。劣等感によって低下した自我感情を補償して自尊の心を得ることは，普遍的な衝動であるとした。

新フロイト派

　新フロイト派ではフロイトの精神分析に対して社会的，文化的要因をとり入れて，精神分析の新しい展開に貢献した。
　① フロム（Fromm, E.）：社会的性格
　フロムは自由の心理学的側面を研究し，自由から派生する独立，合理性，孤独，不安，権威などを含む社会的性格について考えた。
　社会的性格は受容的性格，搾取的性格，貯蓄的性格，市場的性格の4つの類型にわけられる。
　② ホーナイ（Horney, K.）：神経症的パーソナリティ
　ホーナイは，神経症は人間関係の中で経験する無力感と不安感情の社会的要因によって生じる，とした。
　フロイト批判を行い，基底不安（自分を無意味で無力な存在だという感情を

もつこと）の概念によって神経症を説明した。
　③　サリヴァン（Sullivan, H. S.）：対人関係論
　サリヴァンは対人関係という社会心理学的立場からパーソナリティをとらえた。
　サリヴァンによれば，自我体系は，自らの安全に対する脅威を避けることを学習するに従って発達する力動である。パーソナリティの他の部分から分離していくので，他者と効果的に対応する能力の支障をきたす傾向がある。

精神分析的自我心理学
　フロイトの防衛機制の考え方に対して自我の適応という積極的観点をとり入れて，自我の働きを適応と防衛の両面から解明しようとした。
　①　自我の自律性
　　　適応……積極的な「現実機能」であり，知覚，思考，判断，認識，学習
　　　　　　などの領域で働く自我機能である。
　②　自我の発達
　　　フロイト説……パーソナリティの「心理－性的」発達を5段階にわけて
　　　　　　　　　説明した（表2.2）。
　　　エリクソン説……人間のライフサイクルの各段階の発達課題を達成する
　　　　　　　　　　ことによって新しい段階へ自我は漸成的に発達してい
　　　　　　　　　　く（表2.4）。
　③　自我同一性（アイデンティティ：identity）
　「自分とは何者であるか」という問いかけに対する答えであり，内面的な実感をもった自己意識である。
　　　　　モラトリアム……青年期における自己決定のための猶予期間をいう。
　④　同一性の拡散と危機
　青年は自我同一性を確立することが難しい。いつまでも確立できない状況に陥る場合を「同一性の拡散」とよぶ。この時期には逸脱などの同一性の危機が発しやすい。

表2.2 フロイトの発達段階理論 (瀧本ら,1990)

時期		特徴
口唇期	生後1年半ぐらいまで	○親の保護にまったく依存している時期 ○乳を吸う活動を通して,口唇粘膜の快感を楽しむ ○授乳者である母親との関係によって性格の基本となる安定感・無力感あるいは人に対する信頼感を形成
肛門期	生後8ヵ月～3,4歳	○口唇期の後半と重複 ○肛門や尿道の括約筋が完成し,排泄のしつけがなされる ○身体の内部から外部へ出すことに伴う快感を味わう ○排泄訓練により自分自身をコントロールすることを学ぶ
男根期	3,4歳～6,7歳	○異性の親に対する性愛的愛着,同性の親に対するライバル意識や嫉妬を抱く(エディプス・コンプレックス) ○父親に敵意を抱くことが罪悪感を生じさせ,不安・恐怖を招く(去勢不安) ○父親をライバル視するのをやめモデルとするようになる(同一視)
潜伏期	児童期	○去勢不安により,抑圧された性的衝動が一時潜伏 ○関心が勉学や遊びに向き,人間関係は家の外の友人関係に拡張 ○友人関係は同性中心で,それを通じて男らしさ・女らしさが強化される
性器期	思春期～成年期	○身体的成熟が急激に進む ○他者を強く意識し,他者との比較によって自己を評価し,自己を強く意識する ○理想的自己と現実とのギャップを意識しながら主体的自己を形成 ○異性との間に相互的で親密な関係をつくろうとする

2. 学習理論から

条件づけと学習理論——学ぶことと真似ること
(1) 学習のタイプ
学習 ～ 先行経験の結果として生じる,比較的永続的な行動の変容
① 古典的条件づけ
条件刺激(CS 光)と無条件刺激(US 食物)との反復対提示を通じて,CSと反応との間に後天的な,新たな連合を形成する手続き。
② オペラント条件づけ
環境に自発的に働きかけて条件反応(CR)を形成し,無条件反応(UR)を導く。
レバーを見る(CS)→レバー押し反応(CR)→餌(US)→摂食(UR)
③ 強化
条件づけが形成された後,そのCRを強めたり,維持するために,CSとU

Sとを対提示する。

　　正の強化　と　負の強化
④　消去
強化なしの，ＣＳのみの反復提示の手続き。
⑤　般化
条件反応がある刺激に条件づけられたとき，その刺激に類似した刺激に対しても，反応が生起する。
⑥　シェイピング
以前の反応を修正して，望ましい新しい反応を生起する。

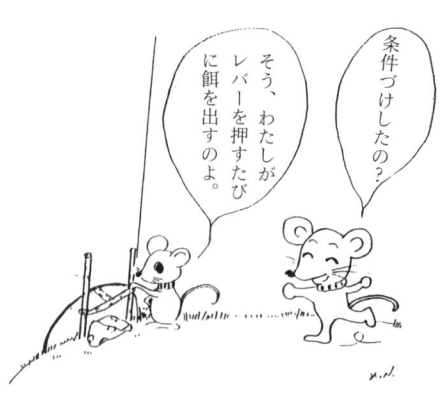

⑵　学習の理論
①　社会的学習
直接経験による学習が，実は他者の行動とその結果を観察することによって，代理的に成立する。
②　観察学習
モデルがモデリングするのを観察し，観察するだけで学習が成立する。
③　模倣学習
モデリングを模倣して，それと一致した場合にのみ強化を受けて，修正していく。

⑶　学習理論の実践
　　行動療法……学習理論の法則に基づいた有効な方法によって，人間の行動や
　　　　　　　情動を変える試みである。

⑷　自己効力感
　自己効力とは，求める結果を達成するための資質と能力を自分が備えていることについての信念と感覚をいい，自己認知を反映し，その人がものごとをどれぐらいできると思っているかを示すものである。自己効力を感じることを自

己効力感という。
　自己効力を生み出す判断の4つの要素。
① 自分で実際にやってみて，直接体験してみること
② 他人の成功や失敗の様子を観察することによって，代理性の経験をもつこと
③ 自分にはやればできる能力があるのだ，ということを，他人からことばで説得されたり，その他のいろいろなやり方で，社会的な影響を受けること
④ 自分自身の有能さや，長所，欠点などを判断していくためのよりどころとなるような，生理的変化の体験を自覚すること

3. 行動理論から

行動は心のあらわれか
⑴　行動主義（behaviorism）の発生
ワトソンは行動主義宣言（1912年）で次のように行動主義を説明している。
① 心理学は人間の活動の予測とコントロールをめざす。他者を客観的に観察するという方法のみをとる。
② 心理学の研究対象は，観察できるものにかぎる。
　　　外部反応　と　内部反応
　　　学習された反応　と　無学習の反応
③ 意識的な概念は，行動的，客観的な概念でいいあらわす。
　　　視覚，聴覚，思考
④ 刺激－反応のパラダイムで現象を理解する。
　　　人間の複雑な行動は，要素としての刺激－反応の結合が集合して形成される。
⑤ 行動主義は人間の適応を扱う科学である。環境に適応するための行動の機能を分析する。
⑥ 環境主義をとる。本能を否定し，すべては経験によって形成されると考える。

(2) 行動主義の発展

① スキナー（Skinner, B. T）の行動理論

　　レスポンデント行動……微視的な生理反応であり，無意志的，機械的であり，刺激が与えられると誘発される受動的な行動である。

　　オペラント行動…………環境に適応するための道具となる行動であり，意志的，道具的である。
　　　　　　　　　　　　　行動の統制は，行動に随伴して，動機や意図にかなった結果を与えることによって可能である。
　　　　　　　　　　　　　──強化

② トールマン（Tolman, E. C.），ハル（Hull, C.H.）の行動理論

　　刺激　（S）　－　生活体　（O）　－　反応　（R）
　　　独立変数　　　　　媒介変数　　　　　従属変数
　　　　　　　　　　　　　↑
　　ハル（生理学的事実　習慣強度　（sHr）　）
　　トールマン（認知的　刺激と反応を結びつけるのは，刺激に対する期待）

(3) 行動主義の新しい展開

1960年は人間を対象とした行動の基礎的研究の始まりである。

人間の学習理論，行動理論の研究が広がり基礎研究の結果を臨床，教育に応用していくようになった。

① バンデューラ（Bandura, A.）の社会的学習理論

　　観察により無実行，無強化による学習が成り立つ。

　　　　　　　独立変数　－　媒介変数　－　従属変数
　　　　　　　　　　　　　　　↑
　　　　　　　　　　　　　（自己効力感）

② 行動療法

　感情，思考よりも，行動の結果を重視する。新しい行動をおこすことや行動変容に焦点をあてる。目的を達成し，フィードバックをうけ，その行動を日常化する。

強化，罰，報酬，消去が主要な要素である。

行動を変える方法	① 動機を高める	② 環境を整える
	③ 抑制を弱める	④ 教示を与える
	⑤ モデリング	⑥ 試行錯誤
	⑦ 強制	

4. 発達理論から

人生移行の発達段階で以下のような課題を達成していく必要がある。

表2.3 ビューラー（Bühler, C.）の生涯発達の段階理論

①第1段階（誕生～15歳）：生の目標についてはまだ自己決定ができない。
②第2段階（15～25歳）：仮に目標がためされ，実験され，予備的に設定される時期
③第3段階（25～45, 50歳）：最終目標が評定され，目標が特殊化される時期
④第4段階（45, 50～65, 70歳）：どれだけ目標が達せられたかと，自らを批判的に評価する時期
⑤第5段階（65, 70～終末）：自己決定に終結する

表2.4 エリクソン（Erikson, E.H.）の心理社会的発達理論

①乳児期：基本的信頼　対　不信
②幼児期：自律性　対　恥　疑惑
③児童期：自発性　対　罪悪感
④学童期：勤勉性　対　劣等感
⑤思春期：同一性　対　同一性拡散
⑥成人期：親密性　対　孤立
⑦壮年期：世代性　対　自己陶酔
⑧老年期：自我の統合性　対　絶望

表2.5 ハヴィガースト（Havighurst, R. J.）の発達課題論

①乳幼児期：睡眠と食事の生理的リズム，歩行，話すこと，排泄，善悪の区別の学習など
②児　童　期：身体技能，性役割，交友関係の学習，読み・書き・計算の基礎的能力の発達，価値・道徳・良心の発達など
③青　年　期：自分の身体構造の理解と有効使用，男・女のつきあい，論理体系の理解と責任ある行動，親からの情緒的独立，結婚と家庭生活への準備など
④成人初期：就職，配偶者の選択と幸福な生活，育児，家庭管理，市民としての責任，社会的ネットワークの形成
⑤成人中期：子どもの社会への移行に助力，大人の余暇の充実，配偶者との人間的結合，職業の遂行，社会的・市民的責任の達成，中年期の生理的変化への適応など
⑥老　年　期：身体的変化，退職と収入の変化への適応，退職後の配偶者との生活の学習，配偶者の死への適応，高齢者仲間との親和関係，社会的役割の受け入れなど

5. 動機づけと情動理論から

自分を動かす

(1) **動機と行動**

　　動機………行動を始動させる「源」である。

　　動機づけの過程　① 個体の内部条件ないしは外部的環境条件に基づく動機の発生
　　　　　　　　　　② 個体の活動水準の上昇と行動の方向づけ
　　　　　　　　　　③ 目標獲得による動機の満足
　　　　　　　　　　④ 目標獲得行動の習慣化

(2) **動機の種類とその発生**

① 生理的動機（一次性動機）
② 生理的平衡によるホメオスタシス性動機
　外部環境に働きかけて平衡状態を回復する
　　（飢餓　渇　休息　睡眠　排泄　呼吸　痛み）
③ 内発性動機
　行動自体が動機の目標になっている（活動動機　好奇動機　接触動機）
④ 社会的動機（二次性動機）
　　所属への要求　→　親和動機……友好的な社会生活の維持に関する動機
　　地位の要求　　→　達成動機……威光や権力を求める競争社会に関する動機

(3) **情動の発生**

　情動の発生には情動生得説（本能説）と情動獲得説がある。

(4) **情動の諸反応**

　主観的感情体験は情動状態におかれた個体の意識体験である。

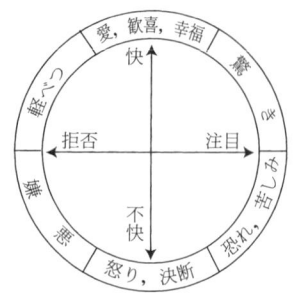

図2.2　顔面表情の判断の関連性
（Schlosberg, 1952）

人間の表情によって伝達される情動内容には6種類ある（図2.2）。

⑤ 情動と疾病
◎心身症とストレス性疾患

心身症とは身体症状を主とするがその診断や治療に，心理的因子についての配慮が特に重要な意味をもつ病態である（第4章参照）。

6. 認知主義の心理学から

心的過程の能動的とらえかた
(1) 認知的アプローチ
① 認知的活動

感覚情報を神経生理学的に変換する働きだけでなく，それをいろいろな内的表象に変換し，過去の記憶内容と比較照合し，記憶し，あとから検索（想起する）といった一連の過程が含まれる。

② 認知心理学

1950年代後半から台頭。知覚，記憶，思考，言語などを，仮説的に想定された認知の各段階と考え，それらを個々にバラバラにではなく一貫した精神活動としてとらえようとする。

③ 行動主義との関係

　　刺激（S）　－　　媒介変数　　－　反応（R）
　　　　　　　　　　　↑
　　　　　　直接観察可能な行動に結びつけられているものだけでなく，方略や計画といったもっと複雑で階層的に組織化された能動的な内的過程を前提とする。

④ 人間の行動のモデル化

　　計算機科学……実行順序の定まった一定の命令を組み合わせたプログラムを使う。

　　人工知能研究……計算機の中に，対象に関する膨大な量の構造化された情報や処理方略，手順を蓄える。

第2章　健康心理学の基盤となる心理学の概念

7. 人間の情報システム —— 認知理論から

思考の柔軟性

① 図と地の関係

対象もしくは事象（図）を，背景に対するものとして知覚する傾向である。刺激の意味があいまいで，前景と背景との関係が逆転可能な場合においても，この傾向がみられる（図2.3, 2.4）。視点を変えることができるのは柔軟性であり，これは，現実の社会での物事の認知の柔軟性と関連している。

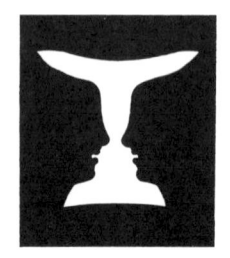

図2.3　ルビンの反転図形
（Rubin, 1921）

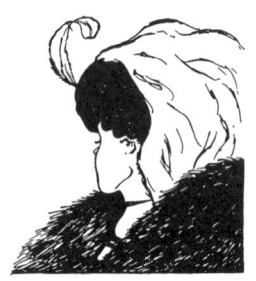

図2.4　反転する顔
（Boring, 1930）

② 問題解決の促進と妨害

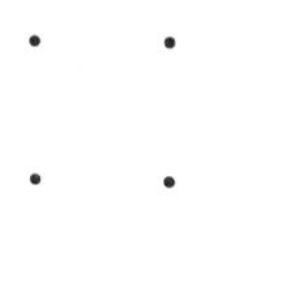

あるときに学習された材料が他の材料の学習に影響を与えることを学習転移という。数学や物理学の教育では原理と練習問題を解くことで，類似した問題を解く能力がつくと考えられている。問題解決スキーマの獲得を生じているからである。逆に，形成された期待が新しい問題に対する発想の転換を妨害してしまう場合もある。図2.5のような9個の点を4本の連続した直線で結ぶ方法を考えてみよう。4本の線は交差してもよいが，重複してはならない。思いこみがあると，その構えに妨害されてこの問題は解けない。

図2.5

③ イメージと記憶

記憶術（mnemonics）の1つに「場所づけ法」がある。道筋に沿って一連の場所に記憶項目を結びつける。再生時はその道を歩き，各場所の記憶項目をイメージする。地理的場所の代わりに数字列を代用することもできる。

8. 人間主義の心理学から

人間の可能性

(1) 人間性心理学の誕生

◉第三勢力の心理学

人間を統一性をもった全体として総合的に理解する。人間を無意識や環境的強化に支配されるだけの存在としてではなく，目的，価値をもち，自己決定の能力をもつ主体的な存在として考える。人間は自己の成長への潜在力を自らの意志で最大に発揮していく可能性がある。

(2) さまざまな人間性心理学

① フランクル（Frankl, V. E.）の心理学

意味への意志……人間が自分の人生にどれだけ意味を発見し与えうるか，またどれだけ使命感を感じうるか。

意味を満たす価値

　(a)創造価値……仕事などを通じて何か新しいものを生み出すことで実現される。

　(b)体験価値……さまざまな状況で，真，善，美を体験することで得られる。

　(c)態度価値……ある状況に対してとる態度を意志のもとに選択する。

② 実存分析

人間存在の究極的な価値や意味を追求する理論である。

実存的欲求不満が増大すると神経症的症状がでてくる。このような精神的問題を治療する技法がロゴセラピーである。

③ マスロー（Maslow, A. H.）の心理学

健康な人間の研究を課題としたマスローは，欲求の階層のなかで自己実現を人間の最高位の欲求と考えた。

◉自己実現的人間の特徴

　(a)現実についての有効な認知

偏見や先入観にまどわされない。自分の欲望，恐怖，価値観等の主観に歪められずに外界を認知する。
(b)自己，他者，自然の受容
　　自他の長所とともに，内在する弱さ，もろさ，邪悪さなどをあるがままに受け入れる。
(c)自発性，単純さ，自然さ
　　行動や思索の基準を自分の内面深くにおく。

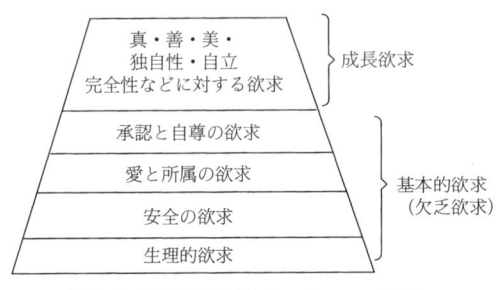

```
          ┌──────────────────┐  ┐
         /  真・善・美・       \  │
        /   独自性・自立        \ ├ 成長欲求
       / 完全性などに対する欲求  \│
      ├──────────────────────────┤ ┐
      │    承認と自尊の欲求       │ │
      ├──────────────────────────┤ │
      │     愛と所属の欲求        │ ├ 基本的欲求
      ├──────────────────────────┤ │  (欠乏欲求)
      │      安全の欲求           │ │
      ├──────────────────────────┤ │
      │      生理的欲求           │ │
      └──────────────────────────┘ ┘
```

図2.5　欲求の階層（マズロー，1987）

④　ロジャーズ（Rogers, C. R.）の心理学
カウンセリングの研究と実践（非指示的療法　クライエント中心療法）
　　1 真実性　　　　　　　┐　　┌ 経験に開かれていること
　　2 共感的理解　　　　　├→├ 自己への信頼
　　3 無条件の肯定的関心　┘　　└ プロセスであることへの満足

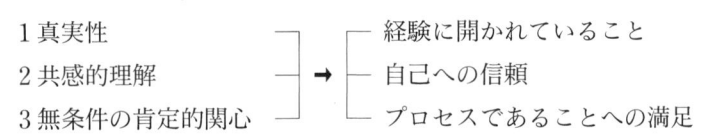

9. ま　と　め

(1)　人間の行動や意識についての事実を明らかにすることが心理学の重要な課題である。その事実を追求する方法や事実の解釈については，背景になっている思想や考え方が大きな影響を与える。健康心理学に影響を与えている4つの考え方を理解する。
　①　精神分析の心理学から「無意識に存在する，行動をおこさせる源泉」に気づく。

② 行動主義の心理学から「客観的な活動の予測とコントロール」を習得する。
　③ 認知主義の心理学から「心的過程の能動的なとらえ方」を学ぶ。
　④ 人間主義の心理学から「人間の可能性」を知る。
(2) 人間を心理学的に追求しようとするとき，人間のさまざまな行動や意識をその機能に応じて分ける。動機づけ，知覚，認知，学習の4つの分野を理解する。現在の感情，思考，行動の特徴を把握できる。
(3) 人間の全体像をとらえるために，パーソナリティ理論，発達理論を理解する。
(4) 身体内の変化と心の働きの関連を理解する。
(5) 他人を理解し，よりよい人間関係をもつために，コミュニケーションの理論と技法を習得する。
(6) 自分を変えていくために，また，自己成長のためにカウンセリングの理論を理解し適用する。
(7) 健康と疾病の原因，進行，結果に関する心理学の役割を理解する。

《設問》
①心理学の各理論は人をどのように捉えているか？
②行動変容に用いられる心理学の理論や概念は？
《実習》
あなたの感情，思考，行動の傾向を把握してみよう。
【キーワード】
精神分析　条件づけ　生涯発達論　行動主義　動機づけ　認知主義　人間性心理学

第3章

健康行動の理解

1. 健康行動 (health behavior)

健康行動とは

一般に，健康行動とは個人の健康状態に関連している行動と考えることができる。健康行動は健康と病気に関して重要な役割をはたしている。

健康に関連した行動を，カスルとコブ (Kasl & Cobb, 1996) は次の3つのタイプに分類して説明している。

① 健康行動 (health behavior)
病気を予防するためになされる行動（たとえば健康的な食事を摂ること）

② 病気行動 (illness behavior)
治療を求める行動（たとえば医者へ行くこと）

③ 病者役割行動 (sick-roll behavior)
回復するためのあらゆる行動（たとえば処方された薬を服用すること，休養すること）

さらに，マタラッツオ (Matarazzo, 1984) は次のような定義をしている。

健康を害する行動習慣 (health-impairing habit) を行動的病原 (behavioral pathogen) とよぶ。たとえば，喫煙，過度の飲酒，高脂肪の食物摂取，睡眠や運動不足，過食，過労，過度の情動興奮や抑制などである。これに対して健康を守る行動 (health-protective behaviors) を行動的免疫 (behavioral immunogen) とよぶ。たとえば，健康診断を受けること，予防接種，バランスのよい食事，規則正しい生活などである。つまり健康にネガティブな影響を与える行動を病原体になぞらえ，ポジティブな影響を与える行動を免疫

抗体やワクチンになぞらえて，2つを区別した。

心理学と健康行動

　心理学者たちは，人間の一般的な行動を研究する心理学の理論や技法を健康行動に対しても用いるようになり，さまざまなことが解明されてきた。しかしまだ多くの質問に答えていく必要がある。

- 心筋梗塞やがんの手術のあとでもたばこを吸い続ける人がいるのはなぜだろうか。
- 健康によいことだとわかっていても運動をしない人が多いのはなぜだろうか。
- エイズの危険性についての知識をもちながらも，なぜ若者たちは危険な性行為を行うのだろうか。
- ストレス状態にある人が過度の飲酒に逃げ，さらに問題をひきおこしたりするのはなぜだろうか。
- 薬の服用をきちんと守れるようにするにはどうしたらよいだろうか。
- 脂肪の多い食物が好きな子どもたちに低脂肪の食物を食べるように指導するにはどうすればよいだろうか。

　明らかな解決方法が容易にはみあたらないこれらの問題を扱うために，健康心理学が求められている。健康心理学が取り扱う行動は，食べたり運動したり友人と話したりする普通の日常の行動から，治療の予約や痛みのともなう検査，そして病人の世話などの特別な行動まで幅がある。病院や医者の管理のもとにおこす行動もあれば，家庭や職場や学校で自分でなす行動もある。1回だけの健康行動もあれば，一生継続しなければならないものもある。気分をよくする行動もあれば悪くする行動もある。健康行動の多様性を考えれば，すべての行動を説明するような1つの効果的な理論やモデルがなくても不思議ではない。したがって，それぞれの行動を説明する主な理論をいくつか示すことにする。

2. 健康行動を予測する因子

ヘルスビリーフ

　ビリーフ（信念）とは，物事に対して抱く思い込みや信条など認知的反応であり，個人が自己と外界との間に成立する事態についてどのように知覚・認知をしているかという認知システムのことをビリーフシステム（信念体系）という。ビリーフシステムは個人が知覚する現実の反映であり，客観的で理性的であるとはかぎらない。

　健康行動を予測するためにさまざまな研究がなされている。クリステンセン（Kristansen, 1985）はベロックとブレスロウ（Belloc, N. B. & Breslow, L.）のあげた7つの健康行動とビリーフの関連を研究し，その結果，7つの健康行動は，(1)健康へ高い価値をおく，(2)世界の平和を信じる，(3)刺激的な生活に低い価値をおくビリーフと関連することを報告した。

　レヴェンタール（Leventhal, 1985）は，健康行動を予測する因子を次のように説明している。

① 社会的因子……学習，強化，モデリング，社会的規範など
② 遺伝的因子……アルコール依存などにみられる遺伝的要因のかかわりなど
③ 情動的因子……不安，ストレス，緊張，脅威など
④ 症状の知覚……痛み，息切れ，疲労など
⑤ 患者など個人がもつビリーフ
⑥ 健康関連の専門家がもつビリーフ

　レヴェンタールらは，健康関連行動の予測と促進のためにこれらの因子の組み合わせを用いることを提案した。

　実際に，健康行動を予測しようとする研究ではビリーフに焦点をあてたものが多い。オグデン（Ogden, 1996）は健康に関するビリーフへのアプローチとして，帰属理論，ヘルス・ローカス・オブ・コントロール，非現実的楽観主義，トランスセオレティカルモデルをあげている。

ビリーフの統合,モデルへの発展

個人の健康行動がどのようにしておこるか説明しているいくつかの理論モデルがあげられる。

帰属理論とヘルス・ローカス・オブ・コントロールは因果関係とコントロールを強調し,非現実的楽観主義は罹患性(りかん)と危険性を,そしてトランスセオレティカルモデルではビリーフの力動的側面,時間,コストと利益を強調している。これらのヘルスビリーフは系統的なモデルとして統合されていった。これらのモデルは,認知を,同じ社会の中で個人が共有するものとみなすので,まとめて社会的認知モデルと呼ばれる。

3. 健康行動をつくるモデル

ヘルスビリーフモデル（Health belief Model）

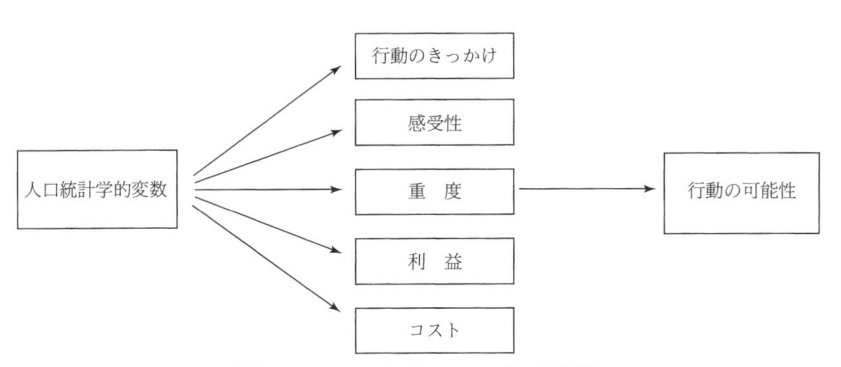

図3.1　ヘルスビリーフモデルの基礎

ヘルスビリーフモデルは1966年にローゼンストック（Rosenstock, I. M.）によって提唱され,のちにベッカー（Becker, 1974）によって発展した最も古い,そして広く用いられている,予防的な健康行動を説明するモデルである。このモデルは,行動への認知的な影響に焦点をあてている。

ヘルスビリーフモデルは,行動をビリーフによって決定された結果として予測し,次のような4つの中心的なビリーフをあげている。

① 主観的罹患可能性（perceived susceptibility）
……病気にかかる可能性に関するビリーフをもつ（私は肺がんになる可能性が高い）
② 主観的疾患重度（perceived severity）……肺がんは重い病気だ
③ 主観的利得（perceived benefits）……たばこをやめることはお金の節約になる
④ 主観的障害（perceived barrier）……たばこをやめるとイライラするだろう

さらに，行動へのきっかけとして，内的（息切れの症状など），外的（健康教育のパンフレットの情報）なものがある。

リーズンドアクション理論（The theory of reasoned action）

社会心理学者フィッシュバインとエイゼン（Fishbein & Ajzen, 1975）により提唱された，人間の行動を説明するための理論である。この理論は，人は普通入手可能な情報を理性的に予測に用いると仮説している。

意図は最も直接的に行動に影響を与えるものであり，もし人がある行動をおこそうと意図すれば行動がおこり，意図しなければおこらない。その意図に影響を与えるものは，態度と主観的規範である。態度は，その行動についてのよい感情，あるいは悪い感情から構成される。

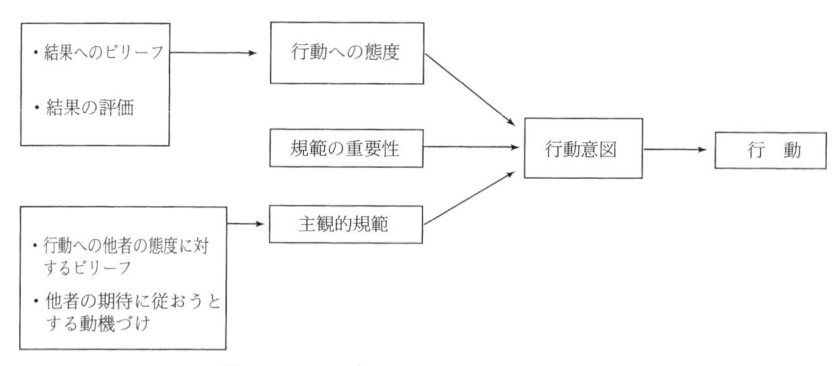

図3.2 リーズンドアクション理論の基礎

プランド・ビヘイビア理論（The theory of planned behavior）

　この理論は，いくつかのビリーフの組み合わされた結果としての行動意図を強調している。意図的な行動の多くは実際の達成が不確実であることから目標とみなすほうが適切であるとして，意図を行動目標を追求するときの行動の計画であると考えた。以下のビリーフが行動意図を生み出す要因となる。

① 行動への態度

　特定の行動と行動の結果に関するビリーフの，肯定的，否定的両方の評価から構成されている（運動は楽しいし，健康も増進する）。

② 主観的規範

　社会的規範の知覚と，行動を遂行することへのプレッシャーと，このプレッシャーに応じようとする動機づけへの評価から構成されている（私が体重を減らしたら，私の大切な人は私を認めてくれるだろう，そうなりたい！）。

③ 行動のコントロール

　内的コントロールの要素（技術，能力，情報など）と外的コントロールの要素（障害，機会など）を考えてみた上で特定の行動を遂行することができるというビリーフから構成されている。

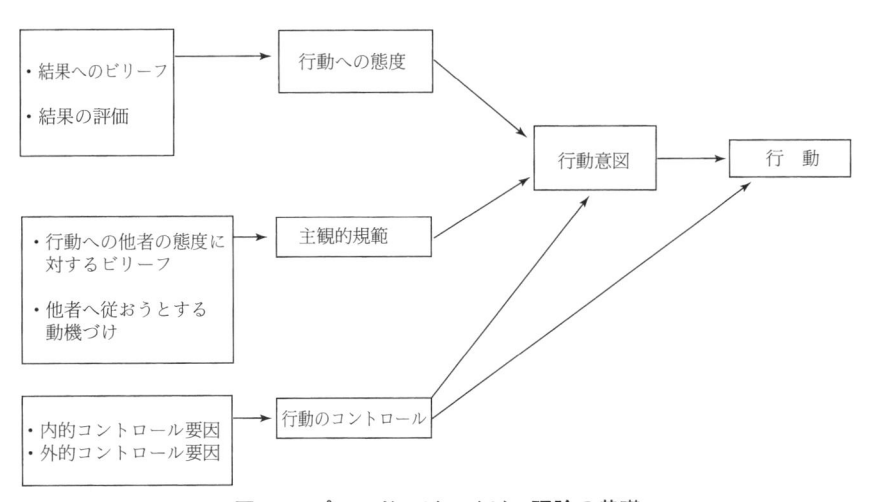

図3.3　プランド・ビヘイビア理論の基礎

プリシード・プロシードモデル（PRECEDE-PROCEED Model）

プリシード・プロシードモデルは，グリーン（Green, L. W., 1991）らによって開発された，「個人や集団，地域において健康にかかわる行動を健康問題の準備要因，実現要因，強化要因をおさえながら自発的に変えていくこと」を実現するための健康増進プログラムの立案，実施，評価のために必要なあらゆる要因を含むモデルである。このモデルの前提になっているのは，健康とその危険因子は多要因によってひきおこされ，決定されるということであり，この枠組みは社会科学，行動科学，教育科学を含む疫学的視点と，健康管理の視点から考えだされたものである。

① 社会的診断

人びとが自分のニーズを知ること，人間の生活の質のレベルを感じること，そのために対象となる人びとが属する地域の理解を広げ深めていくことを意図した多面的な情報収集をする。人口，福祉，失業，犯罪など社会問題の対象となる人びとの生活の質を用いて診断を行う。

② 疫学的診断

社会問題と健康問題との関係がクローズアップされ，生活の質にかかわる社会問題の解決や改善に寄与し得るものの中から，健康問題を量化し，優先順位を定め，健康の決定因のアセスメントをする。死亡率，発生率などが指標となる。

③ 行動・環境的診断

健康に影響を及ぼす因子として，行動と環境をとりあげる。喫煙，予防行動，コンプライアンスなどが指標となる。

④ 教育的・組織的診断

問題行動に大きく影響を与えているものを特定し，健康教育の観点からこの要因を準備，実現，強化の3つに分けている。

　(a) 健康行動準備要因（predisposing factors）

　　　行動をおこすときの動機づけや理論づけになっているもの。その人のもっている知識，信念，価値，態度，確信などを含む。

　(b) 健康行動実現要因（enabling factor）

　　　その行動を実現せしめる行動条件や要素。健康資源の利用可能性や接

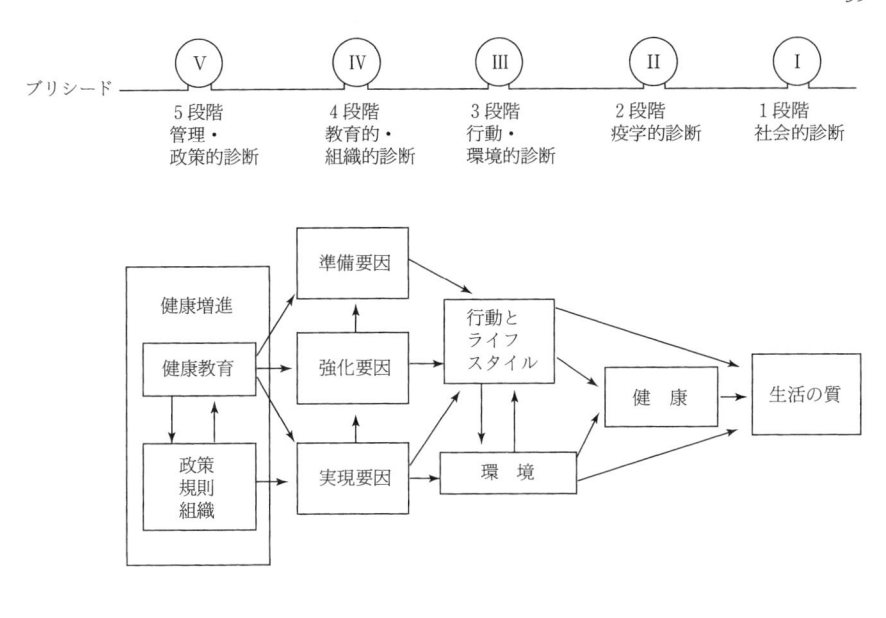

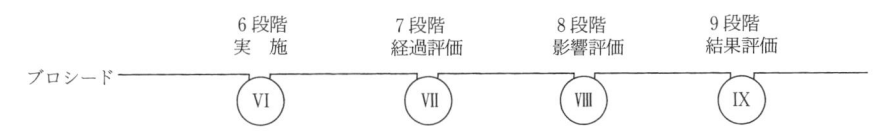

図3.4　健康増進と疾病予防のプログラム（Green & Kreuter, 1991）

近性，地域／政府の健康に関する法律や優先順位やコミットメント，健康関連の技術などが考えられる。
(c) 健康行動強化要因（reinforcing factor）
　　その行動に対する報酬や誘因を与えるもので，行動の継続に寄与する要素。家族，仲間，教師，雇用者，地域指導者，意思決定者がこれにあたる。
⑤　管理・政策的診断
　プログラムの開発を促進するような政策，資源，企業の現状などを分析し，プログラムの管理や実施に必要な資源のアセスメントを行う。

第3章　健康行動の理解

プログラムの評価には，経過評価，影響評価，結果評価の3つのレベルがある。

社会的診断から疫学的診断，行動・環境的診断の段階では疫学的な手法によるところが多く，教育的・組織的診断にかけては，社会的・行動的な理論や概念に精通していることが必要であり，健康増進プログラムの複雑な作業を立案し実施していくためには，政策，教育，管理理論や実践の知識が要求される。これまでの，知識，態度のような個人的な要因に焦点をあてるだけではなく，社会的要因にも目を向けて，個人の資源や周囲の環境も含めた点にこのモデルの意義がある。

4. 予　防

予防（prevention）は，健康を脅かすものとなる危険因子をみつけ，とりのぞく，あるいは軽減することである。狭義には，予防は疾病が生じる前にその発症を止めることを意味する。しかし，現在その意味は拡大され，疾病をさえぎったり，進行を遅らせたり，問題行動を未然に防ぐための方法も含まれるようになっている。したがって，いくつかのレベルの予防が考えられるようになってきた。

一次予防（Primary prevention）

疾病あるいは不健康な状態がおこらないように予防する行為のことである。疾病が生じないようにするための予防は2つのカテゴリーに分けられる。まず，一般的な健康増進として，家庭，職場，学校などの生活の場で，適切な栄養，衣服，住居，休養，レクリエーションなど健康的な生活が与えられる状態が備えられているかということ。また，健康教育，性教育，母親教育，退職者のための教育などが行われていること（貧弱な食事習慣をもつ人に対する栄養指導のプログラム，座位で仕事をする人のためのフィットネスなど）。第2に，特定の保護的な対策があげられ，免疫（伝染病の予防接種），環境浄化（水質の管理など），事故や職場の悪環境に対する防止策などが含まれる。

健康問題の危険因子としては，種々の行動が直接かかわってくるので，まず，

一次予防の努力をすることが大切である。たとえば，カロリー，不飽和脂肪，塩分のとりすぎの人で，喫煙し，ストレスレベルの高い人は，次第に高血圧，心疾患，脳卒中などをひきおこす危険性が高まっていくというような知識を健康教育によって与えることも，一次予防となる。

二次予防（Secondary prevention）

　健康教育において，疾病や健康問題の早期発見と迅速な治療をいう。二次予防によって，疾病の治癒，進行の遅延，疾病の複雑化や合併症の予防，障害度の制限，感染症の伝染の防止などが可能になる。たとえば，地域レベルでは，感染症（たとえば，性行為による感染）の人の早期治療は，周囲の人たちをその感染症から守ることになり，同時に，感染した人にとっては二次予防となり，彼らと接触した人びとのためには一次予防となる。疾病によっては一次予防が不可能なことも多いので，多くの慢性疾患をコントロールしようとする努力は，二次予防の時点に集中することになる。糖尿病，高血圧，緑内障などはその例である。

　一次予防と同じように二次予防も，個人開業医や，地域社会に情報を提供する立場にある医師や健康教育者の責任である。地域の保健所などでは，しばしば地域の健康診断を施行しているが，それは，症状のまだ出ていない疾病の摘発や，発見された情況の成因を改善していくためにも役立っている。

　健康教育における生活習慣の改善の視点からみると，自分自身で，心理的，身体的，社会的な良好状態を増進していく責任をもつ必要があるので，どのような症状が出たら自分の生活を変えたり，専門医を訪れるべきかを知っておくことが大切である。したがって，患者教育や公衆の教育も，二次予防の主要な部分となる。

三次予防（Tertiary prevention）

　すでに病気になってしまった場合，その障害の程度を最小限にとどめることや，リハビリテーションを行うことが，三次予防である。そのための医学的・教育的アプローチを含む。心疾患の患者の手術後のライフスタイル改善のためのカウンセリングや，脳卒中のあとの適切な運動の指導などの患者教育が，こ

れにあたる。

　三次予防は，失った機能よりも，残されている能力を重要視して，個人の現在もちあわせている機能を最大限に用いることを主としている。現代のリハビリテーションは医学的のみならず，心理社会的，職業訓練的にも考えられているので，多くの分野の専門家のよいチームワークが必要とされる。また，車椅子の使用や家の改造，それらを供与する財源，その他，長期間にわたる各種のサービスについても考慮することになる。

表3.1　危険因子

危険因子 \ 死因	心疾患	がん	脳卒中	傷害	肺炎・インフルエンザ	交通事故による外傷	糖尿病	肝硬変	自殺	他殺	エイズ
行動面での危険因子											
喫煙	●	●			●						
高血圧	●		●								
高コレステロール	●										
食習慣	●	●					●				
肥満	●	●					●				
運動不足	●	●					●				
ストレス	●		●				●		●	●	
アルコール乱用			●			●		●	●	●	
薬物乱用	●		●			●			●	●	●
シートベルト不使用						●					
銃所持				●						●	
性行動											●
生物学的危険因子	●	●	●				●	●			
環境面での危険因子											
X線被曝		●									
職場の危険環境		●									
環境汚染		●									
感染					●						●
家庭の悪環境				●							
道路状況						●					
スピード制限						●					
医療機関への近接	●	●	●	●	●	●	●	●			
製品のデザイン				●							
社会的要因	●		●	●		●		●	●	●	

5. 危険因子

　危険因子とは健康を脅かす，危害を加える要因をいう。危険因子として，ライフスタイルのあり方や環境条件が問題になってきている。健康心理学では，健康問題や病気をひきおこす要因，つまり危険因子をみつけて，行動や環境の危険因子を変えていくためのプログラムを作ることを重要視している。左に，死因とそれに伴う危険因子をあげる（表3.1）。危険因子は変容可能である（第6章参照）。

《設問》
　①エイズの一次予防，二次予防，三次予防は？
　②健康行動とビリーフシステムの関係は？

《実習》
　あなたの気になる健康行動の準備要因，実現要因，強化要因をあげ，健康教育プログラムをつくろう。

【キーワード】
　行動的病原　行動的免疫　危険因子　ヘルスビリーフモデル　リーズンドアクション理論　プランド・ビヘイビア理論　プリシード・プロシードモデル　予防

第3章　健康行動の理解

第4章

ストレスと健康

　今日,ストレスということばは,いろいろな悩みや苦しみを説明するときに,ごくあたりまえに用いられている。ストレスは,人間の心理や健康を理解する上できわめて重要な概念である。ストレスによって化学的,生理的,行動的,心理的にさまざまな変化がおこるようになる。

　ストレスはもともと物理学で用いられる用語で,「圧力」「張力」を意味し,工学では構造上の歪み,変形作用,外的圧力に対する弾性体内部の抵抗力,反作用力を意味する。その後,生体の恒常性維持に関する生理的メカニズム,外部の圧力因子に対する適応反応の研究を経て,今日では,心理社会的な視点からのストレス研究がみられるようになった。

1. ストレスとは何か

　ストレスとは何か,正確に定義することは非常に難しいことである。ストレスということばは,人間の体験を述べるときに用いられてきた。初期の定義では,ストレスは緊張や不運な出来事や苦悩などに関連して用いられていた。ストレス,あるいはストレス体験は2つの視点から考えることができる。まず,ストレスを反応への手がかりとみることである。この意味ではストレスは原因(刺激)とみることができ,ストレッサーと呼ばれる。次に,ストレスは結果(反応)であると考えることができ,その場合はストレス反応と呼ばれる。現実には,ストレッサーもストレス反応も切り離して別々に存在するものではない。むしろ,それぞれが互いにフィードバックしあってストレス体験を生み出している。ストレス反応があればそこにストレッサーが存在するだろうし,そ

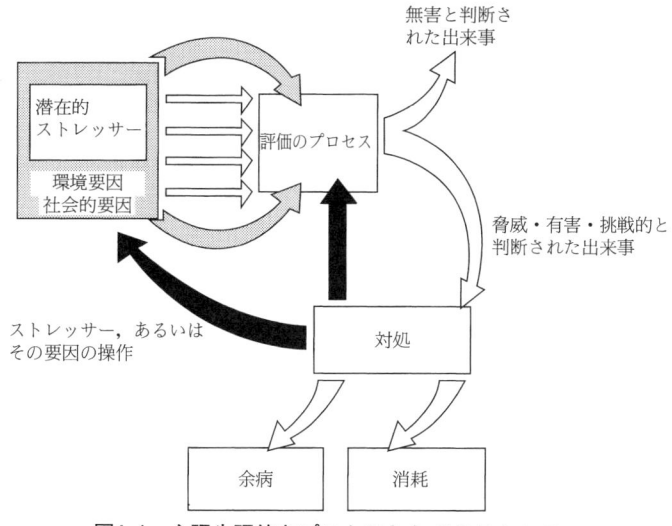

図4.1 心理生理的なプロセスとしてのストレス
（ギャッチェルら，1992）

の逆もいえる。

　ストレスは，一連の心理生理的なプロセスであって，外部環境での出来事や生体内部での反応や状態の変化につれて，さまざまな要因が関与しておこる，一連の複合的な現象である。外界からのあらゆる要求に対する生体の非特異的な反応であるといえる。そして，そのような状態をひきおこす刺激をストレッサーと呼ぶ。

2. ストレスモデルの発展

　ストレスのモデルは，ストレスの定義，生理学か心理学かその強調するところの違い，個人と環境の関係をどうとらえるか，によって異なってくる。

ホメオスタシス（homeostasis）

　19世紀後半に，フランスの生理学者であるベルナール（Bernard, C.）は，温度，湿度などの生体外の環境（外部環境）が変化しても，生体の内部での状

態が変化しないという発見から，生命体内部を内部環境と呼んだ。この内部環境は非生命体にはない生命体特有のものである。その後アメリカの生理学者キャノン（Cannon, W. B.）はこの生命体特有の現象をさらに一般化して，ホメオスタシスと名づけた。彼は，個体全体から細胞に至るまで，生命体内部のあらゆる部分で一定の恒常性が維持される傾向が存在し，これが生命現象の大原則であることを提唱した。この原則を支えるものとしては，哺乳動物などでは，神経系や内分泌系の機能があげられ，細胞レベルでは細胞膜現象があげられる。このホメオスタシス；生命体恒常性維持機能は，生体が全機能を総合して行う生命現象である。

したがって，「病気」とは，外界からのさまざまの侵襲と，その損傷にもかかわらず生命体が生きていこうとするための，つまり恒常性を維持していこうとするための，生命力との間の闘争と解釈できる。この際の「病気」とは，個々の疾病ではなく，「病気という状態」一般をさすものである（Cannon, 1932）。

キャノンの闘争－逃避モデル

ストレスということばを最初に用いたのはキャノンである。彼の闘争－逃避モデル（fight or flight model）によってストレスの生理的な側面と心理的な側面が明確になり，情動のおこり方に影響を及ぼす生理的な現象が「情動ストレス」と呼ばれるようになった。キャノンは，交感神経系の緊急反応がおこる時に，その場の状況に対応して準備態勢を調えようとする機能が存在し，外部からの脅威にさらされると「その脅威に立ち向かったり，あるいは逃げ出したりする」態勢を調えるようになるメカニズムを明らかにした。キャノンのモデルでは，ストレスは外的ストレッサーに対する反応であり生理的なものがほとんどである。

ストレスの強さがある限界を越えて危険なレベルに達すると脅威の反応がひきおこされるようになる，というキャノンの見解は，反応としてのストレスの心理的な側面を強調したものであり，今日のストレスの概念と一致している。

セリエの生理的ストレスの理論

セリエ（Selye, H.）は，「各種有害作因によってひきおこされた症候群」という論文を発表した。ここで彼が証明したことは，生物学的侵襲（有害ホルモンの注入，細菌の侵入），物理的侵襲（高温，寒冷），科学的侵襲（酸，その他の注入）などの外界からの侵襲（有害作因）の種類を問わず，侵襲にあった実験動物には一定の全身的変化が出現することであった。侵襲に対して，それぞれの場合，それぞれの部位で（皮膚，肝臓その他），特異的な病変が生じるが，これが疾病であり，局所適応症候群といい，全身的な変化とは区別される。

汎適応症候群

セリエの定義によれば，ストレスとは，外界からのあらゆる要求に対する生体の非特異的な反応である。そして，そのような状態をひきおこす刺激がストレッサーである。生体にストレッサーが加えられると，汎適応症候群（General Adaptation Syndrome : GAS）と称する生理的症状が出現する（Selye, 1956）。これは，胸腺・リンパ腺の萎縮，胃・十二指腸の潰瘍，副腎皮質の肥大の3特徴からなっている全身的変化であり，同時に血糖増加，血液凝固時間短縮などを伴ういわば活動性の高まった状態で，外界からの侵襲の種類には関係なく生じる。

汎適応症候群はストレスのプロセスの3段階の反応をあらわしている（図4.2）。侵襲の度合いに応じて，警告反応期，抵抗期，疲はい期の3段階にわけられ，抵抗期まで防衛力（または，適応力）が高められるが，最終の疲はい期では，侵襲力が抵抗力を上まわり，急速に死がおとずれることになるとしている。

① 警告反応期（stage of alarm reaction）
　有機体が有害刺激の存在に気づきストレッサーを感知し，警告反応がおこり，ストレッサーに抵抗していくための準備態勢が調えられる段階をいう。ストレッサーが加えられた直後に一時的に低血圧，低血糖，低体温などにより身体の抵抗力が低下するショック相と，それに対する防衛反応としてアドレナリンの分泌の増大により抵抗力が高まり始める反ショック相

第4章　ストレスと健康

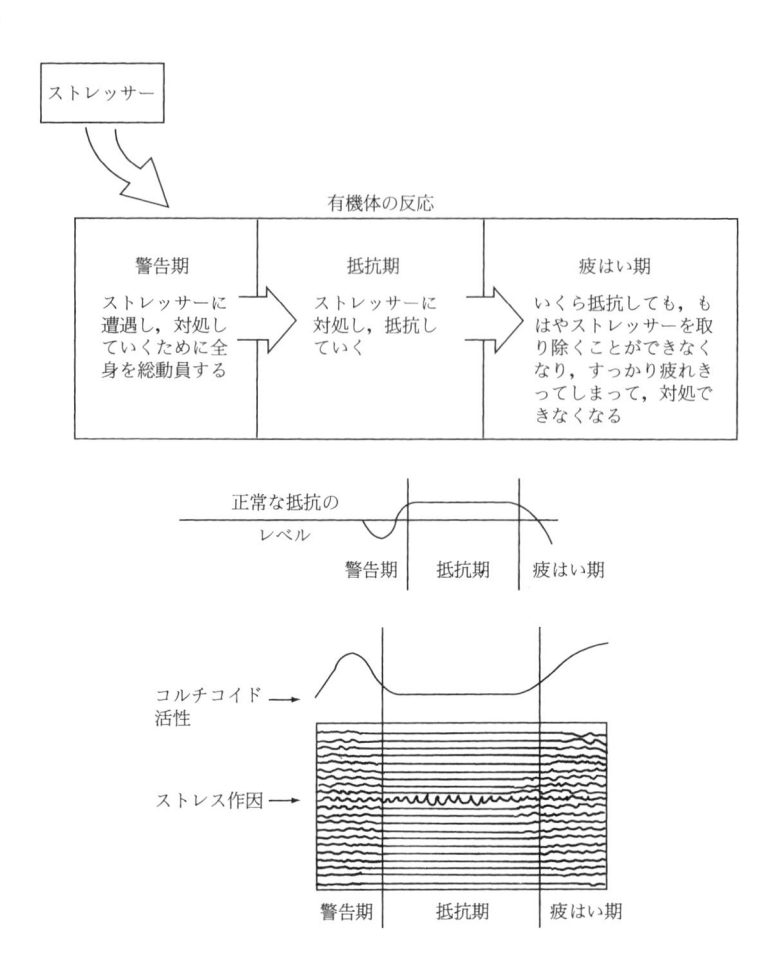

図4.2 セリエの3段階からなる汎適応症候群
(ギャッチェルら,1992)

からなる。
② 抵抗期（stage of resistance）
　ストレッサーに対する抵抗力が正常時より増加し維持されて，ストレッサーに対してさまざまな対処の反応がとられる段階をいう。抵抗期では，この対処行動の範囲内で生体内の歪みが修正され，通常，適切な適応状態に導かれていくものである。この段階では，ストレッサーに対する抵抗は

かなり増加しているが，それ以外の刺激に対する抵抗は減少していく。
③ 疲はい期（stage of exhaustion）
　長期にわたってストレッサーとの闘いに繰り返しさらされて，抵抗する力や，適応に必要な生体の力が使い果たされて喪失する段階をいう。ストレッサーが持続したり，強すぎたり，①や②の段階の反応が何度も繰り返されたり，対処がうまくいかなかったりすると，生体は不可逆的な生理的損傷の危険にさらされる。疲はい期の状態が持続すると神経系，免疫系，内分泌系などの身体疾患をひきおこす可能性が増大する。

　セリエが上記の侵襲への生体変化を適応メカニズムと考え，それをストレスと呼んだことは，大きな意味をもつ。汎適応症候群での抵抗期とは，適応力を高めている時期となる。つまり，ストレス状態とは適応力の上昇への努力を意味することとなる。
　このときにセリエが「防衛」ではなく，「適応」という用語を使用したことが，その後のストレス概念の発展を導いたといえる。生命体が，日々変わりゆく新しい環境に出会い，それに生命体の本質を失わないようにしながら適応していくのだと考えられる。つまり，以前の状態を回復することを目的とするのではなく，新しい状態にあわせていくということに焦点をあてた働きを考えることになる。
　セリエは，不安や恐怖などによる汎適応症候群の動物実験から類推して心理的ストレスに言及し，以後の心理的，社会的，文化的ストレス研究へのとびらを開いた。

3. ライフイベント理論

　このようにして展開されたストレス概念の心理社会的側面への適用は，さまざまな研究者によって試みられたが，その中でも大きな影響をもったものが「ライフイベント」の研究であった。1960年前後に，ホームズとレーエ（Holmes, T. H. & Rahe, R. H.）は彼らの臨床体験から，生活適応（への努力）を必要とする社会的な出来事が，疾病の発生と有意に時期を同じくして併

発していることを確かめた。そして、このような社会的、または、生活上の出来事が病因となる可能性があり、部分的には発病の時期を説明する理由となると考えた。人生に変化をおこさせるような出来事の震度（マグニチュード：magnitude）を疫学研究の定量的基礎として計量することを試みた。これが、ライフイベント型ストレスの研究である。

　この計測は、具体的には43項目のライフイベントからなる「社会的再適応評価尺度」と呼ばれるチェックリストを作り、394人の被験者に、基準として「結婚」を50、「配偶者の死」を100とし、これに比べて再適応の努力の大きさやそれに必要な時間を主観的に判断させて記入させるという方法をとった。そして、その結果の平均値を「ストレス値」と名づけた（表4.1）。

　この研究は、以下のような批判を呼ぶことになる。
① かなり稀な人生事件を扱っていること
② 病気との実際の相関が予想以上に低いこと
③ 典型的な入・出力モデルであること
④ 個人的な意味やプロセスを考慮していないこと

人生での経験は、客観的に、ストレスフルであるとかよいものであるとか決めるべきことではなく、出来事の解釈は個人に帰するものであろう。さらに、ホームズらの実際の調査患者の数がそれほど大量ではないこと、サンプルの代表性の問題、「ストレス値」が主観値調査である点、各人生事件が独立しているか否かの点、長期間での健康障害との関係が因果関係なのか併発関係なのかという点、などが多くの論議を呼ぶこととなった。

　しかし、この心理社会的ストレスと健康障害の考え方は引き続き多数の研究が行われ、多くの情報が追加され、現在まで心理社会的ストレス研究の主流となっている。

ラザルスの心理社会的ストレス理論
(1) 「デイリーハッスルズ」型ストレス

　ホームズらによる「ライフイベント」の研究に対する批判として、ラザルス（Lazarus, R. S.）は、生活の一定のパターンに変化をおこさせないような日常生活の中の混乱をよぶ些細な出来事（daily hassles）が、常に長期間繰り返

表 4.1　ホームズとレーエの社会的再適応評価尺度（Holmes & Rahe, 1967）

体験した出来事	ストレス度(評定値)	体験した出来事	ストレス度(評定度)
配偶者の死	100	息子や娘が家を離れる	29
離婚	73	血縁関係のない親族とのトラブル	29
別居	65	著しい業績を上げる	28
受刑（服役）	63	妻が仕事を始めるまたはやめる	26
近親者の死	63	学校に入るまたはやめる	26
自分の怪我，または病気	53	生活条件の変化	25
結婚	50	自分の習慣を改める	24
解雇された	47	上司とのトラブル	23
夫婦の和解	45	勤務時間，または条件の変化	20
退職	45	転居	20
家族の健康状態の変化	44	転校	20
妊娠	40	娯楽の変化	19
性的な事柄がうまくいかない	39	宗教活動の変化	19
新しい家族が加わる	39	社会活動の変化	18
仕事の上での再適応	39	少額の購入のためのローン（車，テレビなど）	17
財政状態の変化	38	睡眠習慣の変化	16
親しい友人の死	37	一緒に集まる家族の人数の変化	15
転職	36	食習慣の変化	15
配偶者との話題の数の変化	35	休暇	13
多額の購入のためのローン	31	クリスマス	12
抵当流れ（質流れ）	30	小さな法律違反	11
仕事上の責任の変化	29		

されて経験されるストレスの重要性を主張した。

　この考え方に基づいた研究は当初，日常生活の些細な出来事の集積の結果に重点をおいていたが，その後，日常精神混乱尺度（daily hassles checklist）および日常精神高揚尺度（daily uplifts checklist）の開発を経て，心理的対処行動（coping）の研究と結合し，心理的ストレス過程の解明のための基本的なシステム理論として発展してきている。

⑵　トランスアクショナル（相互作用）モデル

　ストレスの特性を主観的，相対的にとらえることの重要性が指摘されるようになり，ラザルスら（Lazarus et al.）の相互作用的なモデルが採用されるようになってきた。ストレスとは，反応でもあり，それをひきおこす刺激でもあり，生体と環境との間の相互作用的なかかわりの中でストレスフルと認知され

たことがらと，それに能動的に対応しようとする努力をいう。人間は環境の関数であるが，状況の認知的構成，状況の選択や修正を通して，環境もまた人間の関数であるといえる。

　ストレス性疾患への介入やストレスマネジメントの実践では，相互作用をしている個々人の要因をおさえていくために，トランスアクショナル（相互作用）モデルを用いると有効である。

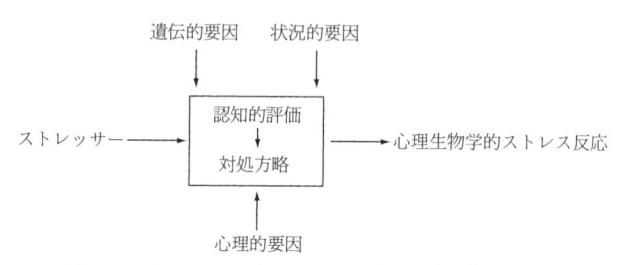

図4.3　トランスアクショナル（相互作用）モデル
（日本健康心理学会，1997）

4. ストレス対処

対　処

　対処するとは，困難や問題を克服しようと努力することである。対処は，その問題が自分のふだん使っている方法で対応してもうまくいかない場合に考えだされてくる新しい行動であり，困難な，目新しい状況で何かしなければならない場合に生まれてくるものである。その状況とは，争っているとき，努力しているとき，固執しているとき，抵抗しているとき，反対しているときなどである。対処は，内的（個人的）な，そして外的（環境的）な問題やジレンマを克服，支配，そして解決するための心理的努力からなっている。対処は，問題，挑戦，障害，フラストレーションなどを，適応できるように創造的に再構築することである。

ラザルスのストレス対処理論

　ラザルスのストレス・システム・スキーマでは，対処と密接にかかわるとみ

られる先行条件があげられている。これには，人的変数と環境的変数が考えられている。人的変数には，価値観，コミットメント，目標，信念，自己評価，習熟，管理のセンスなどが含まれ，環境的変数には，環境からの要求，社会的支持，強制などが含まれている。この先行条件は，刺激をうけてから行動をおこす際に，その個人のストレスの認知と評価に影響してくる。「認知的評価」とは，その個人の生得的，または経験上獲得して現在もっている精神的システムに照らしあわせて，刺激を感じることである。

(1) 認知的評価の役割

認知的評価とは，心身の健康のために意義をもつような出会いと，そのさまざまな面をカテゴライズする過程である。特定の人間と環境の関係がストレスフルかどうかの判断は，認知的評価に依存している。環境からの要求や圧力は，人びとにストレスをもたらすが，それに対する反応には個人差がある。人びと

原因となる先行条件 → 媒介過程（プロセス）時点（$T_1\cdots T_2\cdots T_3\cdots T_h$）出来事との遭遇（$E_1\cdots E_2\cdots E_3\cdots E_{10}$） → 短期的変化 直後の影響 → 長期にわたる適応の結果 長期にわたる影響

個人の要因
・価値観：コミットメント
・信念：コントロールできるという実感

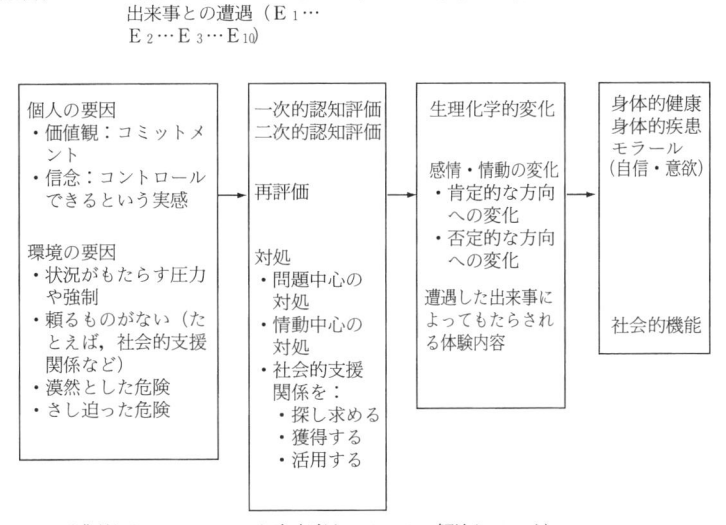

環境の要因
・状況がもたらす圧力や強制
・頼るものがない（たとえば，社会的支援関係など）
・漠然とした危険
・さし迫った危険

一次的認知評価
二次的認知評価

再評価

対処
・問題中心の対処
・情動中心の対処
・社会的支援関係を：
 ・探し求める
 ・獲得する
 ・活用する

生理化学的変化

感情・情動の変化
・肯定的な方向への変化
・否定的な方向への変化

遭遇した出来事によってもたらされる体験内容

身体的健康
身体的疾患
モラール
（自信・意欲）

社会的機能

（遭遇したストレスフルな出来事を，1つ1つ解決していく）
（調節にかかわる変数）

図4.4 ラザルスのストレス理論の枠組み
（ラザルス＆フォルクマン，1991）

第4章 ストレスと健康

の反応や解釈も異なるし出来事に対する感受性や傷つきやすさも異なっている。同条件下での各個人の変動を理解するには，出来事に直面したときとその反応との間に介入している認知的プロセスと，ここで影響を与える種々の要素を考慮しなければならない。

認知的評価は一次的評価と二次的評価に区別される。

① 一次的評価

一次的評価は，(a)無関係　(b)無害－肯定的　(c)ストレスフルな評価の3種類に区別される。

(a) 無関係の評価とは，環境とのかかわりが人の幸福にとって何の意味ももたないことであり，そのことにかかわっても失うものも得るものもないということである。

(b) 無害－肯定的評価とは，物事との出会いの結果が肯定的であると解釈されるときに，つまり良好な状態を維持し強化すると思われるとき生ずる評価である。

(c) ストレスフルな評価とは，害－喪失，脅威，挑戦などを含むものである。害－喪失は，すでに自己評価や社会的評価に対する何らかの損害をうけているものである。脅威は，まだおきてはいないが予想されるものであり，対処が可能である。挑戦は，対処努力を必要とする点では脅威と共通点をもつが，異なるところは，挑戦という評価は出会った事態に特有の利得や成長の可能性などに焦点をあてたもので，熱意，興奮，陽気という快の情動をともなっていることである。

② 二次的評価

危険に陥っているときには何とかしてその状況をきりぬけなければならないが，そのときの，何が危うくなっているのか，一体何ができるのだろうかという評価をいう。二次的評価は，物事をみきわめるときの，単なる知的活動以上のものである。どのような対処方法が可能か，その対処方法で思ったとおりに成し遂げられそうか，特定の手段を適用できそうかという期待などを考慮している。バンデューラは，期待を結果の期待と効力の期待に区別した。

一次的評価と二次的評価とは，ストレスの程度や情動反応の強度や質を定め

る際に，相互に影響を及ぼしている。
　③　再評価
　環境からのさまざまな新しい情報や自分自身の反応から得た情報に基づいて変えられた評価のことである。顕在的な怒りが他人に影響を与え，それに気づいて反応し，今度は罪や恥を感じるというように，再評価は最初の評価に連続していて，それを修正したものである。

⑵ 評価に影響する人的要因

　評価の重要な決定因である人間のもつ特性に，①コミットメント，②ビリーフ（信念）がある。これらは，(a)ある事態に出会い，そこで幸福感を得るためには何を重要視するかきめること，(b)その出来事を理解してその人の情動や対処努力を形成すること，(c)結果を評価する根拠をつくることに影響を与えている。
　①　コミットメント
　コミットメントは，人が「何かに強くかかわること」を意味するとともに，その人にとって重要な意味をもつものを表わし，特定のストレスフルな事態に心理的に何が賭けられているかを決める。選択，価値観，目的などの認知的側面が強調されたプロセスに，さらに，強度，持続性，感情傾向などの動機的側面を加えたものである。
　コミットメントが大きくなればなるほど，そのことにかかわる心理的な「傷つきやすさ」（vulnerability）が大きくなる。また，コミットメントの力で脅威を減じ，障害に面したときの対処努力を維持する行為へと駆り立てる。人のコミットメントのパターンを知ることによってその人の傷つきやすさがわかる。これは，人が傷つくか，脅威を感じるか，挑戦するかを予測するために特に重要なことである。最も重要なのは，その人にとって大切な出会いを，意味を定めて決定できることである。
　②　ビリーフ
　ビリーフ（信念）とは，個人的に形成された，あるいは文化的に共有された認知的形態である。評価をするときに，ビリーフは「構え」の働きをし，周囲の出来事がどのようになっているか，その意味を解釈する。ビリーフは，それ

が好ましいか認められるかにかかわらず，その人が真実であると考え，思い込んでいることをいう。ビリーフはふつう暗黙のレベルで形成されるので，評価への影響に気づかないことが多いが，突然にビリーフを失ったり，体系に大きな変化が生じたときなど影響は明白なものとなる。絶望が希望に変わったり，脅威が無害になったりする。

(3) 評価に影響する種々の要因
① 新奇性

新しい状況に直面すること自体がストレスフルである場合もあるが，多くはそれが損害や危険と関連しているときに脅威の源になる。その状況に対応する力に欠けているという自覚もまた，脅威を増大させる。

② 予測性

予測性は，ストレスを昂進または減少させる。予測できる有害な刺激は，警告されたことを意味する。警告は何らかの準備を可能とさせる情報を提供し，ストレッサーの不快感を減少する。人は予測のつかない状況をコントロールしがたい。

③ 出来事の不確実性

出来事の不確実性は，脅威をひきおこし，心理的ストレスをつくりだす。ある事件がおこるかどうかわからないという事態が葛藤した思考と感情と行動を生みだし，再評価を招き，それが挫折感と，最終的に混乱をもたらす。

④ 時間的要因

ストレスに関する時間的な要因として，切迫度と持続期間があげられる。ストレスフルな出来事がおこる前にどの程度の時間があるかという切迫度や，出来事がおきている期間の長さは，脅威を増大させる要因となる。

⑤ 曖昧さ

評価に影響を与える情報が不鮮明だったり不十分だったりする「曖昧」な状況では，コントロール感覚を制限し，危険に対する無力感を増大させ，脅威を強めることがある。一方，曖昧さは，希望を保ったり，未熟な終結を予防するなど，肯定的に働くこともある。

⑥ 出来事のタイミング

結婚，昇進，出産などの出来事がタイミングよくおきるかどうかによって，危機として評価される。出来事そのものよりも，「予定どおり」か「予定外」かが脅威の程度を左右する。

(2)，(3)で述べた個人の要因，状況の要因は，常に相互依存的である。ストレスと対処行動に関して，相互関係の中で互いに影響しあう認知的なプロセスの作業の中からとりだされるものなのである。

ラザルスのストレス対処調査表

ラザルスらは，ストレスフルな出来事に対処するために個人が用いる思考や行動を見分けるように考案したストレス対処調査表を実施し，研究の結果，その対処法を2つのストラテジー（認知ストラテジー，情動ストラテジー）と8つの型（計画型，対決型，社会的支援模索型，責任受容型，自己コントロール型，逃避型，離隔型，肯定的再評価型）に分類した。この8つの対処の型（表4.2）によい悪いはないし，用いるべき順番が決められるものでもない。そのときどきの問題状況にあった対処法を，つまり，適切な対処法を柔軟に使用できるかどうかということが大切である。人はとかくある1つの対処法にのみ固執しやすいが，他の対処法があることを知っておくことは，ストレス状況を乗り越えるのに有効である。ストレスにどのように対処する傾向があるかを知ることは，その人の健康生活に対する重要な手がかりを提供する。

5. 心理的ストレスと疾患

心理的ストレスの定義は人間と環境との間の「関係」を強調するものである。そこでは，個人の特質を考慮し，環境での出来事の性質を考慮している。この考え方は，現代医学の病気に関する概念にもみられるようになり，病気は外的なものにより単独で生じるものとはみなさなくなった。

健康と病気を統合的にとらえるようになってきてから，心と身体の相互関係の重要性が示唆されてきた。

心理的ストレスは，人的資源に負担を負わせたり，個人の資源を越えたり，

表4.2　対処の型

1．計画型	熟慮する。慎重性，計画性がある。(問題解決に向けて計画的に対処したり，いろいろの解決法を検討してみる)
2．対決型	自己信頼感が強い。問題に積極的に対処する。自信がある。(困難な状況を変えようとして積極的に努力する，危険，失敗を承知で問題や相手にぶつかる)
3．社会的支援模索型	社会への適応，他者を信頼する。依頼心が強い。(問題解決のために他人や相談所などに援助を求める)
4．責任受容型	従順性。現実的具体的な自己の役割の自覚，責任感が強い。(誤った自分の行動を素直に自覚し，反省する，場合によっては謝罪する)
5．自己コントロール型	自分の感情・行動を制御する。他人の気分を害さない。慎重型。(自分の感情や考えを外にあらわさない。問題に慎重に対処する)
6．逃避型	問題解決の意欲を失う。やけになる。問題を他人のせいにする。(問題から心理的に逃げ出すことを考えたり，問題を忘れるためにアルコールや薬物を使用。感情を人に当たり散らす)
7．離隔型	自分とできごとの間を切り離す。問題を忘れる。(問題は自分と関係がないと思う。問題や苦しみを忘れようとする)
8．肯定的再評価型	経験を重視。自己発見。自己啓発。自己改革。(困難を解決した経験を高く評価する。人生観として困難のあとには発展，進歩があると思う。人生の意味や価値を知り，自分のマンネリ化した行動を改革する)

個人の安寧を危険にさらしたりするものとして，個人が評価する人間と環境の関係から生じるものである。また，心理的ストレスの概念は，身体内の変化と心との関係を結びつけて研究を進めていくうえで，重要な役割を果たしている。

からだのしくみ

心と身体の関連やストレス性疾患を考えるときに関係の深い身体のシステムである自律神経系と内分泌系を図示する（図4.5）。

(1) 自律神経系

自律神経系は交感神経系と副交感神経系の両神経系に分かれ，ともに同一の器官に働きかけるが，その方向は逆になっている。

① 交感神経系

生体を興奮させ，緊急時に，体内の関係各器官が迅速に効力を発揮して準備状況をつくるための神経系である。一方では生体に行動をおこす準備をさせる目的で活動を増加させる器官に刺激を与え，他方でそれに関係のない器官を制止する。心拍や血圧の増大，蓄積エネルギーから使用可能エネルギーへの転換，皮膚や内臓への血流の減少，活動領域への血流の増加などの機能がある。このような身体の準備反応は，キャノンの「闘争－回避」の基本となっている。

② 副交感神経系

交感神経系が興奮関連の神経系であるのに対して，副交感神経系は，各器官の沈静，興奮の減殺の機能をもつ。

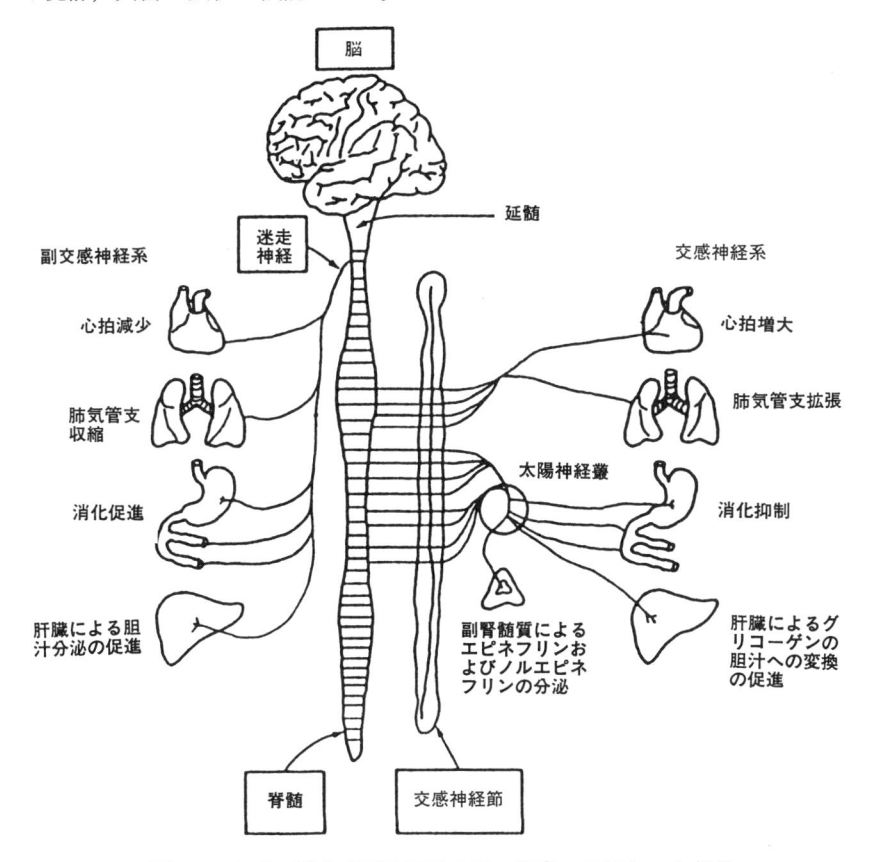

図4.5　交感・副交感両神経系の同一器官への異なった効果
（ギャッチェルら，1992）

表4.3　交感・副交感両神経系の比較（ギャッチェルら，1992）

	交感神経系	副交感神経系
一般機能	分解（カタボリズム）	同化（アナボリズム）
活動	永続的	短期作用的
特定作用		
瞳孔	拡大	収縮
唾液腺	僅少，濃厚分泌	豊富・稀薄分泌
心拍	増大	減少
心臓の収縮性（心室収縮力）	増大	――
血管	一般に収縮	微小効果
気管支	内径拡大	内径収縮
汗腺	刺激	――
副腎髄質	エピネフリンおよびノルエピネフリン分泌	――
男性性器	射精	勃起
胃腸管の自動能力と正常機能	制止	刺激
括約筋	刺激	制止（弛緩）

(2)　内分泌系

　交感神経系は興奮に関与しているため，ストレス反応と直結している。この活動は主として副腎髄質を通じて行われる（図4.6）。

ストレスと心身症

　心身症（心理生理学的障害）とは，心理社会的要因がその発症や経過に関与しておこる身体的疾患をいう。心身症と診断するためには，以下の3点が必要である。

①　その症状の発現に，自律神経系，内分泌系，免疫系が関与していること
②　心理社会的要因と身体的障害の間に時間的関連性がみいだされること
③　そのうえで身体的症状を主とする神経系やうつ病などの精神疾患を除外すること

　一般に心理社会的な要因が影響しやすいものとして表4.4のような疾患があげられる。特に，呼吸器系，循環器系，消化器系が情動の影響をうけやすい。

　心身症の治療法としては，関係器官の身体的治療法を行うと同時に，必要な

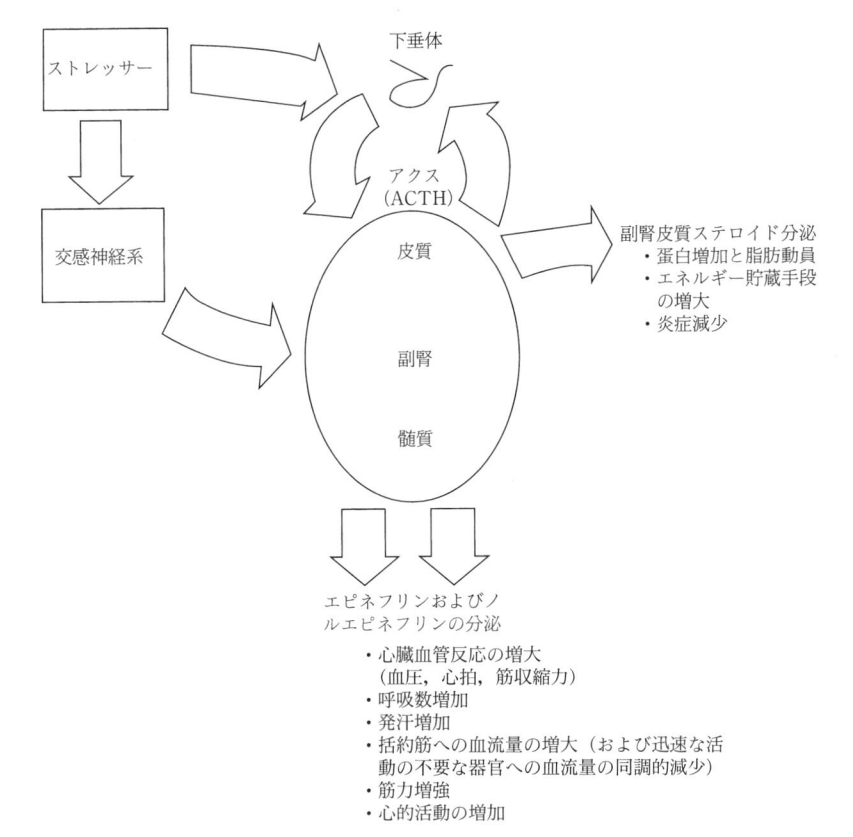

```
ストレッサー ─→ 下垂体
                 ↓
                アクス
               (ACTH)
                 ↓
交感神経系 ─→   皮質      ─→ 副腎皮質ステロイド分泌
               副腎           ・蛋白増加と脂肪動員
               髄質           ・エネルギー貯蔵手段
                 ↓               の増大
                                ・炎症減少
```

図4.6 副腎のストレス関連活動図式
(ギャッチェルら，1992)

エピネフリンおよびノルエピネフリンの分泌

- 心臓血管反応の増大（血圧，心拍，筋収縮力）
- 呼吸数増加
- 発汗増加
- 括約筋への血流量の増大（および迅速な活動の不要な器官への血流量の同調的減少）
- 筋力増強
- 心的活動の増加

環境調整，薬物療法，心理療法などを平行して行う。

心療内科（1996年に標榜された）では，心身相関の考え方に基づいて，

① 生物・心理・社会・倫理的な多次元的アプローチを行う
② 医師，看護師，心理カウンセラー，ソーシャルワーカーなどがチームを組んで連携して行う
③ 患者自身が積極的に関与する，セルフコントロール，セルフヘルプの方法を導入する

以上のことがらの充実をめざしている。

第4章 ストレスと健康

表4.4　精神生理学的疾患の分類（ギャッチェルら，1992）

1. 皮膚系障害
   - にきび —— 皮膚の発疹，特に顔面の皮膚疾患
   - 湿疹 —— 皮膚の炎症，掻痒，発赤など
   - じんましん —— 皮膚の限局性の膨疹であり，ふつう強い掻痒をともなう
   - 神経性皮膚炎 —— 皮膚の発疹で慢性的な発疹
   - 乾癬 —— 皮膚上の時局性の赤斑で白鱗屑を有する

2. 骨・筋肉系の障害
   - 脊椎症 —— 慢性的緊張によっておこる背筋の痛み
   - 筋緊張性頭痛 —— 頭部や頸部の筋肉の慢性的収縮によっておこる頭痛

3. 呼吸器系障害
   - 気管支喘息 —— 喘息，息切れ，咳嗽などを含む呼吸困難
   - 過換気症 —— 極度に速くて大きな呼吸の症状

4. 循環器系障害
   - 本態性高血圧 —— 慢性的に上昇している血圧
   - 片頭痛 —— 頭蓋部血管系の拡張によっておこる頭痛

- レイノー病 —— 手足の血液の供給の減少によりおこる冷感

5. 血液やリンパ管系の障害
6. 胃腸系障害
   - 胃潰瘍 —— 胃壁の病変
   - 胃炎 —— 消化管内のガス量の過多
   - 粘膜性（潰瘍性）—— 大腸の機能障害を生じる非特異性炎症

7. 泌尿生殖器系障害
   - 月経困難症 —— 痛みをともなったり不規則な月経期間
   - 性交疼痛 —— 女性が体験する痛みをともなう性交
   - インポテンツ —— 男性の性交能力欠乏
   - 膣けいれん —— 性交時あるいは直前の膣筋の疼痛性けいれん

8. 内分泌系障害
   - 甲状腺腫 —— 腫瘍によらない甲状腺の拡張
   - 肥満 —— 過度の体重増加

9. 感覚器の障害
   - メニエール病 —— 内耳の半円管の障害と進行性難聴

10. その他

《設問》
①自律神経系はどのような働きをするか？
②心の働きと身体内の変化にはどのような関連があるか？

《実習》
あなたのストレス対処法を点検して，それが健康や病気に関連したか考えてみよう。

【キーワード】
　汎適応症候群　トランスアクショナルモデル　心身症　ホメオスタシス

闘争−逃避モデル　ライフイベント　デイリーハッスルズ　対処　コミットメント　自律神経系　内分泌系

第5章

パーソナリティと健康

　健康や病気を考えるときに，性格がどのような役割をはたすかということは，大昔から関心をもたれていたことである。現代の医学が確立される以前に，古代ギリシャの哲学者たちは，ほとんどの病気はある性格と関連していると考えていた。ヒポクラテス（Hippokrates）やガレヌス（Galenus, K.）ら古代ギリシャの医者も身体の体液のバランスが崩れたときに，多くの身体的，精神的な病気がおこると考えた。

　今日，健康を阻害し，病気の原因となる行動の心理的要因の解明，健康教育による予防の考え方が強調されるようになってきている。人間の健康は，外的要因（病原，環境）に起因する病気を克服していくことのみでなく，人間自身の内的（心理的）要因に起因するライフスタイル，つまり，行動習慣や生活様式をよりよいものに変えていくこと，さらに，他者とのかかわり，つまり人間関係がどのようであるかによって影響をうけるものである。

　心理学の分野でも，健康心理学の発展にともなって研究の新しい視点は，病気の研究から健康についての研究へと移ってきている。人間の心理学的な病的側面ではなく心理学的な健康性に注目することによって，そこに人間のもつ可能性や自己実現への道をみいだすことができる。

1. 健康なパーソナリティ

　健康なパーソナリティとはどのようなものだろうか。健康なパーソナリティの人はどのように感じ，考え，行動しているのだろうか。心豊かに生きようとする志のもとに，それぞれが異なった視点から健康的な人間の特徴をあげてい

る5人の理論家の考え方を紹介する。

　ここで述べられている健康的な人とは，従来の，精神病の症候や異常な性格傾向のない人，社会的物理的環境によく順応したり役割をうまく処理して不平や不満を感じない人とは異なっている。このような消極的な健康論に対して，今日の健康論は積極的である。それは，環境の支配からの脱却や自己の目標に到達するための努力的行為を健康の指標として用いようとするものである。積極性，自己受容，自己の表現，自律性，現実の認知，創造力，人間関係の調整などの傾向に，健康の意義を求めようとする。

ユングの「個性化」

　ユング（Jung, C. G.）は，無意識を強調した。彼の精神的健康の定義や処方は，自分自身の情緒的危機とそれに対してとった解決方法を反映するものであり，個々人が無意識的経験と直面することと，それに注意をはらうことの必要性に焦点があわせられている。彼が理想とした精神的健康とは，意識が無意識の力を方向づけ，導くという状態をいう。意識の世界と無意識の世界は統合され，どちらの面も自由に展開していくことができる。この統合が個性化であり，ユングのいう精神的な健康性である。

　ユングによれば，健康なパーソナリティの目標は，ペルソナ（仮面，役割）を収縮させ，パーソナリティの他の面を発達させることである。健康な人間は，いつ自分が役割を演じているのかを知っており，同時に自分自身の真の内面性を知っている。精神的健康という観点からいうと，われわれは自分自身の性の特徴を表出する一方で，同時に，男性は自分の中の女性的特徴（アニマ），たとえば優しさ，女性は自分の中の男性的特徴（アニムス），たとえば攻撃性をださねばならない。他を犠牲にせずにすべての側面が調和して発達しなければならず，一方のパーソナリティだけでは精神的な健康を損なうこともある。

　ユングは自己の発達を人生における究極の目標と考えた。自己が未発達の場合は完全な精神的健康の達成は妨げられる。自己は人を動機づける力として働き，つねに，人間を前進させる。彼は，この自己実現化のために必要な条件の1つは，自己の完全なパーソナリティを知ることであると述べている。

　個性化した人間は，年齢的には中年期以降の人が多く，彼らは，パーソナリ

ティの本質にかかわるような人生の重大な危機を乗り切ってきている。その結果，自分をよく知り，また，自己探究の際に明らかになった自分の強さも弱さもともに自己を受容している。演じている役割と真の自分を混同しない。自己を統合し，すべての側面，つまり異性の特徴や，劣性である機能や態度，無意識全体を表現することができる。

マスローの「自己実現」
(1) 高次の欲求

マスロー（Maslow, A. H.）は，人間が最大限の発達や表現をするためにもちあわせている潜在能力を追求することに取り組んだ。彼の見解によれば，人間はすべて自己実現しようとする生まれもった傾向をもっている。また，普遍的な欲求をもっておりそれは階層のように配列されている。最高位の欲求である5番目の自己実現を達成するためには，前段階で，低い順から①生理的欲求，②安全の欲求，③所属と愛情の欲求，④承認と自尊の欲求，を満足する必要がある。

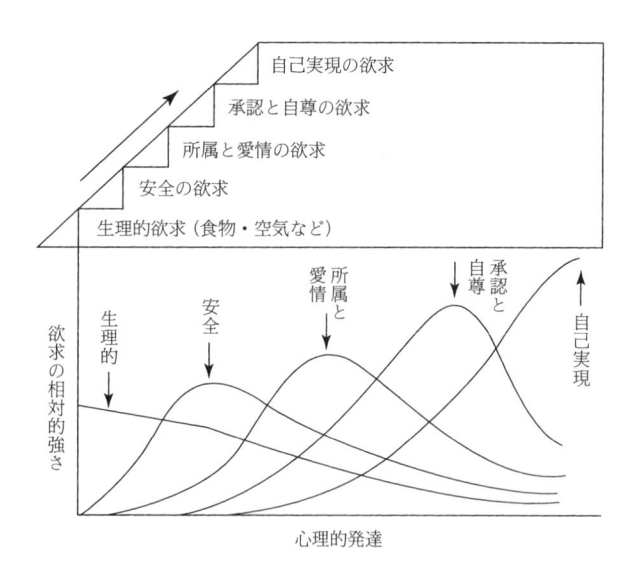

図5.1　動機の階層的発達（Maslow, 1954）

マスローによると，自己実現はわれわれの能力の最高の発達と活用，すべての資質や力量の発揮として規定される。たとえ低次の欲求が満足されても自己実現の欲求をみたすことができなければ，挫折と不満足と不安を感ずるのである。自己実現とは一般に，自己達成，自己表現および高度の自律へ向かう生来の傾向であり，パーソナリティの部分がはっきりと分化しかつ全体として統一のとれた発達をすることだといわれている。

最高度に健康な人間は自己実現者であり，生きているという経験を豊かにし拡大すること，そして生きることの喜びを感じることをめざしている。①〜④までの動機がみたされていても，高次の，つまり自己実現の動機が働いていなければ健康なパーソナリティとはいえないのである。

⑵ 自己実現者の特徴

マスローは自己実現者のパーソナリティの特徴を次のように述べている。
① 健康な人は自分をとりまく人びとや外界の対象を，こうあってほしいとか，こうあるべきだという形でみるのではなく，ありのままの姿で客観的に認知する。芸術や音楽，政治的関心についても，他の誰かがそうみているからといった理由ではみようとせず，自分自身の判断や認知にのみ頼るので，先入観や偏見が入る余地はない。
② 自己実現する人は，自分自身の長所とともに短所や欠点もうけいれ，不平や悩みをもたない。健康な人でも弱点や不完全な点をもっているが，それについて恥や罪を感じていないので，自分を歪めたり，偽ったりする必要はない。ただ，現在の自分が自分の可能性や自分のあるべき姿とずれていると感じるとき，それが怠惰からでている場合に，恥や罪を感じ後悔することがある。
③ 自己実現する人は，人生のすべての面で，開放的で自然のままに行動している。自分の感情を隠さず，他人に対しても思慮深く，思いやりをもっている。自発性と自然性のバランスがとれている。
④ 自己実現する人は使命感をもって仕事に夢中になり，エネルギーの大半を献身的に捧げる。作家，哲学者，科学者は真理を探求し，芸術家は美を探求し，法律家は正義をもとめ，金銭や名声のためではなく，高次の欲求

を満たす。仕事に対する没頭がもたらす強い満足感の結果，健康な人は，その仕事から得られる報酬をもう必要としなくなったとしても，これを続ける。
⑤　自己実現する人は，他に依存しないで，プライバシーを大切にし，孤独を好む。人間的な接触をさけることではなく自分の満足のために他人に頼ることがない。これは，自分で決断する能力をもち，自分で決定し，自分自身の動機や基準に基づいて行動する力のあることを示している。
⑥　自己実現する人は，深い宗教的経験に似た激しい恍惚感，無上の喜び，畏敬の念を経験することがある。この神秘的体験あるいは「至高」経験のあいだに，人は，自分が成長し達成するという力強い決意と自己信頼の感覚をもつ。
⑦　自己実現する人は，人類のために役立ちたいという願いと同時に，あらゆる人間に対し，愛情と深い共感をもっている。
⑧　自己実現する人は，独創的である。マスローはこの創造性を，子どものもつ素朴な創意や想像性，物事を素直にみるとらえ方にたとえている。創造は態度の問題であり，精神的健康性の表現でもある。

パールズの「いま，ここ」に生きる
(1) **ゲシュタルト**

　パールズ（Perls, F. S.）のパーソナリティへのアプローチは，セラピーの形であらわれている。パールズのゲシュタルト療法は，「すべての有機体は全体ないし完成をめざす」という人間の機能を示す法則からその名がとられている。このゲシュタルトを妨げるものは有機体にとって有害なものとなる。パールズによると，精神的健康のためには有機体内部の均衡が維持されねばならない。もしこの均衡がこわれたら，つまり，ゲシュタルトの形成が妨げられたら，なんらかの不適応がおこる。そして不均衡を正すように動機づけられると考えた。

　「いま，ここ」に生きるということは，現在への意識性を高めて，生き，自分のあるがままを受けとめ，自分と周囲の世界とふれあい，自分の人生に責任をもち，自分自身に導かれていくことである。パールズは，フロイト派の精神

分析医としての職業的アイデンティティを捨ててから，以前に用いていた精神的，道徳的，知的体系には頼らず，「自分の存在に対するすべての責任を自分自身が負わねばならない」と決意し，これらを人に説き，自らの生活においてもそれを実践した。

(2) 「いま，ここ」に生きる人の特徴
パールズの精神的に健康な人の特徴を以下にあげる。
① いま，ここに生きる人は，自分にとっての現実は現在の瞬間だけだということを認め，過去の出来事や未来の空想にとらわれることはない。
② 精神的に健康な人は，自分の強さも弱さも理解し，うけいれている。また自分の潜在的能力も知っている。自分に何ができて，何ができないかをも知っている。到達できないような理想や目標をいつまでもかかげていたりはしない。
③ 精神的に健康な人は，罪悪感を覚えずに自分の願望や衝動を表現することができ，そのときどきに自分が感じていることや，考えていることを他者に知らせることができる。
④ 精神的に健康な人は，自分自身の人生に責任を負うことができ，現在の自分についての責任を両親や配偶者，運命など，外的なもののせいにすることがない。また，他人に対して必要以上の責任をとらない。
⑤ 精神的に健康な人は，自分の感覚や感情，自分の周囲で生じている事象とふれあっている。感覚器官を通して知ることのできる現実の世界にいることが多い。パールズは，理性を捨て感性に生きること，つまり，現実にふれあうことを強調した。
⑥ いま，ここに生きる人は，自分の怒りを表現することができる。
⑦ 精神的に健康な人は，周囲の世界とふれあっているが，行動の適切，不適切について他者の考え方に従ったり指図をうけたりするような外的制御をうけない。彼ら自身のあるがままの姿を反映している。

エリスの「理性的であること」

(1) 「理性的であること」の意味

エリス（Ellis, A.）の理性感情行動療法（Rational Emotive Behavior Thrapy: REBT）によると，人は人生の目標や目的を設定して，それを達成しようと努力しているときが一番幸せである。人が目標に向かって進むものならば，REBTの理論でいう「理性的」という意味は，人びとが自分の目的を達成するのを援助するものであり，これに対して「非理性的」とは，その目標の達成を妨げる考え方を意味している（第11章参照）。

(2) 理性的な人

エリスは，心理的健康に以下の13の基準を設けている。

① 自己利益……思慮深く，精神的に健康な人は第一に自分自身に関心をもち，自分の関心事を他者のそれよりもわずかながら優先させる。そのような人たちは，気にかける人に対してはある程度の自己犠牲をいとわないが，全身全霊をもってするわけではない。

② 社会的関心……社会的関心は，普通，理性的でかつ自助的である。なぜなら，多くの人は社会集団や共同体の中に入って生活したり，楽しんだりすることを選ぶからである。もし，道徳心をもって行動しなかったり，他人の権利を踏みにじったりして生活していくならば，心地よい楽しい世界を自らの手で創造していくことは難しい。

③ 自己指導……精神的に健康な人は自分の人生に責任をもつ。同時に，他人と協力することをのぞむ。他人からの多くの援助を必要としないし，要求もしない。

④ 欲求不満耐性の高さ……理性的な考え方をもっている人は，自分自身でも他人でも，過ちを犯してしまうことを認めている。自分や他人の行動を激しく嫌悪するときでも，不快な行動に対して我慢しなかったり責めたりすることを控える。心理的混乱を緩和しようと努力する人は，変えることのできる不快な状況は変え，変えられない状況は受容し，この二者の違いを区別できるようになる。

⑤ 柔軟性……健康で成熟した人は考え方に柔軟性があり，変化をうけいれ，

他人をみる目も偏屈になることはなく，多面的な傾向をもつ。そのような人びとは自分自身や他人に，厳しくて柔軟性のない規則をつくることはない。

⑥ 不確かさの受容……精神的に健康な人は，われわれの住んでいる世界には，絶対に確実であることなど存在しない，また今後も存在する可能性や機会はない，不確実な世界なのであると認識しているものである。このような人びとは，不確実な世界で生きることが，素晴らしいことも多く刺激的で，恐ろしいものではないことに気づいている。彼らは秩序や順番ということをかなり大切にするが，決して，将来どのようになるか，あるいは自分自身に何がおこるか，ということを克明に知ろうとはしない。

⑦ 創造的仕事への献身……多くの人びとは，何か物事に熱中するときや創造的態度をとても重要であると考える。したがって，毎日の生活に色彩を与えるような，少なくとも1つの没頭できるような創造的な興味をもちあわせているときに，健全で幸福になる。

⑧ 科学的な思考……心理的混乱に陥っていない人は，混乱している人に比べて，客観的，理性的，そして科学的に物事をみることができる。彼らは，深く感じることができ，協調して行動することができる。一方で，自らの感情や行動について熟考したり，短期的，長期的目標にどこまで到達できたかを評価して感情や行動を制御することができる。

⑨ 自己受容……精神的に健康な人は，生きていること，そして自分自身楽しむ能力をもっているという理由だけで，生きる喜びを感じ，自らをうけいれている。彼らは，内的な価値を，外からみた達成感や他人がどう思っているかということによって測ることを拒む。彼らは率直に，無条件に自らをうけいれることを選び，自分自身の本質や存在を評定することはない。自分自身の価値あることを他に示そうとするのではなく，楽しむように努める。

⑩ 危険を冒す……精神的に健康な人は，失敗する可能性があるときでも，かなりの危険を冒したり，自分のやりたいようにしがちである。彼らは無謀なのではなく，冒険心が旺盛なのである。

⑪ 長期的な快楽主義……適応している人は現在と未来の満足を求め，目前

の利益のために将来に苦痛となることを求めることなどしない。彼らは快楽主義者であり幸福の追求や苦痛の回避を考えるが，長い人生の中の今日，明日を考えて，即時的な満足にとらわれないようにしたほうがよいと考えている。

⑫　現実的な努力……精神的に健康な人は，欲しいものすべてを手にいれたり，すべての苦痛を回避することなどできないということをうけいれている。非現実的な楽しみや幸福や完璧さを求めること，あるいは，不安，憂うつ，落胆，敵意を完全になくすための非現実的な努力をすることはない。

⑬　自己の心理的混乱に対する責任……精神的に健康な人は，自らの自滅的な考え方や感情や行動に対して，他人や社会の状況を非難するよりも，自分の心理的混乱に対して，自分で責任をもつ。

本明寛の「態度能力」

(1) 第3の能力

　本明寛（1989）は能力としてのパーソナリティを態度能力と呼んだ。態度能力は，状況に対処するために後天的に学習し養成したパーソナリティである。「態度はパーソナリティの一側面を意味し，いろいろな対象や事象に対して一貫した一定の反応傾向を示すことをいう。また，態度は，人が社会的環境内の人や物や事象との直接，間接の接触経験を通して形成される」という一般定義から，態度は社会的体験を通してつくられるので，社会的学習の結果といえる。態度には，好ましい，好ましくない，好意的，非好意的という感情や，人を接近させたり回避させたり，肯定させたり否定させたりする行動を含むことから，本明は，反応傾向，目標，特定性，情意性といった概念を引き出して，効果的な教育・訓練法を導きだすことの可能性をさぐった。

　知的能力，技術能力とならんで3つめの能力であるこの態度能力は，もともと企業社会の中で自己実現しながら職務を全うし，対人関係処理能力を向上するために考えだされたものであったが，さらに，心豊かに健康的にすごしていくための人間性をみるものにもなっている。

表5.1　態度能力一覧表（本明，1989）

適応期	1	積極的	高	活動的。明朗。世話好き。精力的。自信がある。押しが強い。
			低	消極的。気が弱い。決断力がない。屈従的。無気力。
	2	協調性	高	社交的。明朗。自分の利害にこだわらない。保守的。
			低	衝動的。自己中心的。独裁的。神経質。自閉的。孤独。
	3	慎重性	高	計画性がある。感情を抑制できる。思慮深い。規則尊重。きちょうめん。
			低	無計画。お天気屋。向こう見ず。衝動的。ずぼら。
	4	責任感	高	正義感がある。自制心がある。責任のがれをしない。勤勉。
			低	かげひなたがある。道徳心に乏しい。不熱心。身勝手。
自己実現期	5	自己信頼性	高	自信。ずうずうしい。頼りになる。無とんちゃく。大胆。
			低	劣等感。神経質。自意識過剰。苦労性。気が弱い。
	6	指導性	高	対人場面で積極的。説得力がある。人に影響を与える。信頼感を与える。統率力がある。
			低	対人場面で消極的。説得力に乏しい。統率力がない。
	7	共感性	高	感受性が高い。思いやりがある。周囲にうちとける。快活。人間味がある。
			低	周囲にうちとけない。非社交的。人の感情を害する。友好的でない。
	8	活動性	高	精力的な行動。ものごとに打ち込む。タフである。実際的。
			低	行動力に欠ける。無気力。抽象的問題への関心が強い。逃避的。
	9	持久性	高	ねばり強い。忍耐力がある。勤勉。
			低	あきっぽい。忍耐力に乏しい。根気がない。あっさりしている。
	10	思考性	高	熟慮。吟味する。分析的。批判的。創造的思考。判断力がある。
			低	考えることが不得意。理論への興味に乏しい。観察力を欠く。
	11	規律性	高	規則を守る。正義感がある。自制心がある。むちゃな冒険をしない。
			低	規則を守らない。自制心に乏しい。道徳心に欠ける。責任をとらない。
	12	感情安定性	高	気分が安定している。沈着冷静。感情を抑制できる。
			低	気分的にムラがある。感情的になる。感情が尾を引く。興奮しやすい。
	13	従順性	高	従順。自己主張が少ない。謙虚。実直。他人を尊敬できる。
			低	非協力的。素直に従わない。攻撃的。批判的。
	14	自主性	高	自主的。独立的。計画性がある。自信がある。決断力がある。
			低	依存的。優柔不断。統一を欠く生活態度。目標がぐらつく。屈従的。

(2) 態度能力

態度能力には表5.1のようなものがある。このうち，共感性，つまり共感する能力は，他人の気持ちを読み取る能力である。他人の欲求や感情を理解しうけとめることが，今の時代に必要とされることであろう。

2. 健康をつくる概念

楽観主義（optimism）

楽観主義をシャイアーとカーヴァー（Scheier, M. F. & Carver, C. S., 1985）は「物事がうまく進み，きっとよいことがおきるにちがいないという信念をもつこと」と定義している。健康でいるために，そして，長寿を全うするために，ポジティブな態度を維持することが大切だといわれている。これについて科学的にはっきりとした証明はされていないが，病気に対しても，肯定的な考え方や，手術への楽観的な態度が大きな影響を与えるという結果がでている。たとえば，手術の後，楽観主義者は，回復が早くなるようにと情報をしいれたり，部屋の中を歩いてリハビリに励んだりするが，悲観主義者は，気分が落ち込んだり敵意が強くなったり，不幸感を増したりする。一般に楽観主義者は入院生活に対して適応がよく，退院も早いという結果がでている。

ユーモア（humor）

ユーモアは，一般には，おかしさ，しゃれ，笑いをひきおこすものなどで，人間の生活や生命に欠かせないものとされている。ユーモアは個人のパーソナリティと深くかかわっているもので心の広さや余裕をあらわし，緊張を和らげたり，人間関係の潤滑油の役目を果たしたりする。また，精神神経免疫学の研究によると，ユーモアがＮＫ細胞活性化などにより免疫力を高め，その結果，がんの発症を抑制したり，治療効果を高めたりすることがわかってきた。最近では，健康の維持・増進やストレスの緩和に対するユーモアの効果が注目されている。

3. 疾病とパーソナリティ

疾病誘発パーソナリティ

生活習慣病の発症や進行の過程で，生活習慣はパーソナリティのあらわれであることが多い。

(1) 冠動脈性心疾患（coronary heart disease: CHD）と タイプA行動（Type A behavior）

狭心症や心筋梗塞などの，冠動脈に障害がおこることによってひきおこされる心疾患は，高血圧，糖尿病，高コレステロールの食事，遺伝，喫煙，肥満，運動不足などの危険因子がその原因として考えられていた。しかし，1950年代にはいって，アメリカの心臓専門医であるフリードマンとローゼンマン（Friedman, M. & Rosenman, R. H.）によって心理・行動上の危険因子がタイプA行動として報告された。このタイプA行動をひきおこすパーソナリティをタイプAパーソナリティという。以後，今日まで議論や研究が行われている。

1） タイプA行動

一般的に，この行動パターンは，「できるだけ短い時間でできるだけ多くのことを成し遂げようと，物事に攻撃的に取り組み，もし必要ならば，対立する者や人に対抗してでも目標達成に向けて熱中するような人にみられる，行動と情動の複合体」と表現されている。タイプAではない人をタイプBという。

タイプAの人の臨床的観察や主な行動特徴としては以下のものがあげられる。

① 競争心と達成欲

競争に対する強い執着と熱中と，達成への強い持続的欲求が日常生活であらわれる。タイプAの人は，すべての状況で勝ちたいという強い欲求をもつ。仕事ではもっと多くのことを達成しようとする動機づけをし，今の地位や収入などに満足していない。些細なことにでも競争心をもやし，ゲームやスポーツでも，子どもにさえも勝ちたいと思う。この競争心が極端になると，家族や友人，職場の人たちとの摩擦をひきおこすことにもなる。

② 性急と短気

タイプAの人は，自分がする必要があることを成し遂げるのに，十分な時

間がないと感じている。仕事を急いでやるので，非常に生産的であろうと思われがちであるが，実際は，タイプAの人はふつう，タイプBの人よりも生産的ではないのである。なぜならば，タイプAの人はとても多くのことを成し遂げようとするあまり，うまく調和がとれなかったり疲れ果ててしまったりするのである。家の中でもあわただしくしているため，家族とゆっくり過ごすひまもない。早口で話す。運転もスピードをだす。しばしば他人の話をさえぎる。長い列に並べばいらいらする。一度にいくつものことをしようとする傾向があり，電話で話をしながら本も読んでいたりするという日常生活なのである。

③　敵意と攻撃性

　タイプAの人はすぐ怒りやすい。攻撃的になる必要がないときでも，身体的にも敵意をあらわし，挑戦的になる。職場やいたるところで摩擦をひきおこすことが多い。

　ストレスフルな出来事を処理するときでも，その対処スタイルにタイプAの特徴をみることができる。タイプAの人は，その状況をコントロールできないということをとても恐れるので，コントロールを保とうと非常に努力する。その努力がむくわれないと，人生上のコントロール不可能な状況に対する反応として，無力感，フラストレーション，うつ状態などをひきおこすことにもなる。もし，コントロールを保とうとする強い動機をもっているならば，それを邪魔する物や人に対して，攻撃性や競争心を向けることになる。コントロール不可能なことに対して我慢ができない。

　フリードマンらは，タイプAは以下の6項目を示すものと規定した。

①　仕事を遂行しようとする欲求を強く，かつ持続的にもっている。

②　競争心がきわめて旺盛である。

③　他人から認められたいという気持ちが頭から離れない。

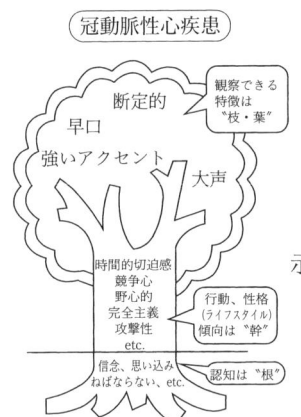

図5.2　タイプA行動の観察・ライフスタイル・認知

④ いつも期限づきの仕事をたくさん抱えている。
⑤ 心身両面にわたって仕事を早く片づけようとする習慣，傾向が身についている。
⑥ 物心両面で極度の気配りを忘れない。

2） タイプA行動傾向のアセスメント

上述の特徴は，あいまいにあらわれることもあり，種々の行動がかさなって表出されることもある。そのため，タイプAかどうかを見定めるのは難しい。

タイプAのサインは，話の速度や量，ひきつった笑いなど非言語的な態度な

表5.2 タイプA型行動判別表 （前田聰，1981）

現在のあなたの状態で該当するところに○印をつけてください。

	いつもそうである	しばしばそうである	そんなことはない
①忙しい生活ですか？			
②毎日の生活で時間に追われるような感じがしていますか？			
③仕事，その他なにか熱中しやすい方ですか？			
④仕事に熱中すると，他のことに気持ちのきりかえができにくいですか？			
⑤やる以上はかなり徹底的にやらないと気がすまない方ですか？			
⑥自分の仕事や行動に自信がもてますか？			
⑦緊張しやすいですか？			
⑧イライラしたり怒りやすい方ですか？			
⑨きちょうめんですか？			
⑩勝気な方ですか？			
⑪気性がはげしいですか？			
⑫仕事，その他のことで，他人と競争するという気持ちをもちやすいですか？			

合計得点 _____

〈得点法〉　　　　　　　　〈判定〉
いつもそうである　〜2点　　17点以上
しばしばそうである〜1点　　A行動パターンと判定
そんなことはない　〜0点

ども含まれる。したがって、自己評定型の質問紙法などは適切ではないと思われてきた。アセスメントの一番よい方法は、構造化された面接である。訓練された面接者が10分から15分かけて行うもので、その面接は、野心、攻撃性、時間的切迫感などの質問が含まれているが、面接者は、そのような傾向があるかどうかひきだすような面接を行うことになる。構造化された面接の他に、一般的に用いられているものとして、自己評定の質問紙法がある。

心疾患の危険因子としてあげられたこの行動パターンは、心理的異常性を示すものではなく、従来の精神医学的な意味での病的類型とは無関係である。

タイプA行動は変えられるという研究がなされている。患者は自分の行動傾向を認識しその行動傾向によるポジティブな面を効果的に用いながら、心疾患をひきおこさないように、認知的技法や行動訓練、リラクセーションの練習などによって自分を変えていくことができる。冠動脈性心疾患（CHD）の人に対する心理的な介入は第11章を参照されたい。

(2) タイプCパーソナリティとがん

わが国の3大死因の1つであるがんは、細胞内のDNAの損傷によって生ずる変容細胞であり、周囲の正常な組織を侵襲し転移していく悪性新生物である。がんの発生原因も次第に明らかになってきて、喫煙、食習慣、運動不足、さまざまなストレスや過労などによる免疫機能の抑制、低下など、生活習慣にかかわる危険因子が指摘されるようになってきた。

遺伝、環境、生活習慣などの生理化学的要因との相乗作用を通してがんの発症や進行と深くかかわっているパーソナリティをタイプCパーソナリティと呼ぶ。その特徴を以下に示す。

① 怒り、不安、恐怖などの不快感情を表出しないで抑制する傾向が持続する。
② もの静かで穏やかな態度を示し自己主張をしない。
③ 心の葛藤や緊張状態に上手に対処できない。
④ 絶望感、無力感、敗北感、喪失感、抑うつ状態などに陥りやすい。

これらの要因は、内向性、神経質傾向、虚構性などのパーソナリティ特性に基づくもので、防衛的対人反応、情動中心のストレス対処、否認、過度の自律

神経反応性，内分泌機能亢進，免疫細胞活性の低下などと深くかかわっているといわれている。

(3) 疾病誘発パーソナリティ

アイゼンク（Eysenck, H. J., 1967）の対人反応検査の分類から以下の6つのタイプを示す。

① タイプⅠ……がんにかかわるもので，感情を抑制し自己主張せず，自分にとって大切な対象の喪失により無力感，絶望感に陥りやすい。内向・情緒不安定。
② タイプⅡ……ＣＨＤや脳卒中にかかわるもので，興奮しやすく怒りや敵意，攻撃性，対人不信などが著しい。外向・情緒不安定。
③ タイプⅢ……タイプⅠとタイプⅡの特徴を交互に示し，疾患への発症傾向は少なく，相反する感情を同時にもつ。
④ タイプⅣ……健康なパーソナリティで，自信，意欲，自己効力感，ストレス対処能力などが高い。外向・情緒安定。
⑤ タイプⅤ……過度に理性的で，感情的な興奮があまりみられず，がん，リウマチ，関節炎などの自己免疫疾患にかかりやすい。
⑥ タイプⅥ……孤立的で他人に無関心な自己中心的な態度が著しく，薬物依存や中毒傾向に陥りやすい。

(4) 心身症とパーソナリティ

パーソナリティを習慣化した行動傾向として理解すると，心理的要素がその診断と治療に重要な役割を演じる心身症には，パーソナリティの影響が多く認められるはずである。各種の病態は第4章の表4.4のとおりであるが，ここでは上記以外の一般パーソナリティ特性と関連があるといわれているものをあげる。

① 過呼吸症候群………不安，死の恐怖，性欲や敵意の抑圧など
② 気管支喘息…………依存的，受身的，感情的，現実への過剰適応，逃避傾向など
③ 胃・十二指腸潰瘍…真面目，几帳面，勤勉，自己抑制的，過度に良心的，

　　　　　　　　　頑固，凝り性など
④　書　痙……………几帳面，完全癖，対人緊張など
⑤　チック……………感情的，社会的未成熟，落ち着きがないなど
⑥　片頭痛……………支配欲，高い自尊心，頑固，完全欲，競争心，几帳面など
⑦　拒食症……………未熟性格，強迫傾向，自己統制力が乏しいなど

　以上のことから，大切なのはパーソナリティの特徴を健康に向けて発揮させることである。

《設問》
　①タイプAパーソナリティとタイプCパーソナリティを比較せよ。
　②健康なパーソナリティを述べている各理論に共通している要素は何か？
《実習》
　パーソナリティからひきおこされるといわれる疾病を予防するために，どのような対策・介入が必要か考えよう。
【キーワード】
　個性化　自己実現　理性的　いま，ここ　ゲシュタルト療法　REBT　態度能力　タイプA行動　タイプCパーソナリティ　疾病誘発パーソナリティ　心身症

第6章

生活習慣と健康

1. 習慣の形成

　習慣とは学習によって自動化し，パターン化した行動様式のことである。健康の維持・増進のためには，健康にとって危険な因子を排除し，望ましい習慣を幼児期からはじめて生涯にわたって形成していく必要がある。習慣はどのようにして形成されるのだろうか。習慣を形成し育成する3要素として，①知識，②技術，③動機が必要である。
　① 知識……健康のために何をするとよいのか
　② 技術……健康のためにどのような方法があるのか
　③ 動機……健康のためにそれをしたいという願望
　この3要素から行動が生まれて，繰り返されて習慣がつくられる。

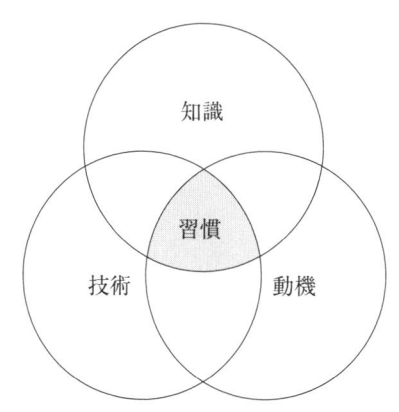

図6.1　習慣の3要素

2. 健康な生活習慣

健康のために学習しなければならないのはどのような習慣であろうか。悪習慣を改めるには，習慣の現状分析，正しい知識や改善の技術の獲得，目標決定と計画の立案，実行，過程の評価による自己効力感の体験などを通して最終目標に到達していくことが求められる。

栄養，運動，休養は従来より健康づくりの3要素としての位置づけがなされている。以下に，健康な生活習慣としての要素をみてみよう。

チェック	生活習慣を見直しましょう	
	生活習慣病を予防するには，食習慣，生活習慣，運動・休養習慣，精神衛生習慣，嗜好習慣の5つの生活習慣を見通して改善することが必要になってきます ＊次の5項目について，はい，いいえで答えてください	
	食習慣－どう正しく食べるかわかっていますか	はい・いいえ
	生活習慣－どう正しく働くか（家の仕事・会社の仕事）わかっていますか	はい・いいえ
	運動・休養習慣－どう正しく運動や休養をするかわかっていますか	はい・いいえ
	精神衛生習慣－どう上手にストレスをかわすかわかっていますか	はい・いいえ
	嗜好習慣－どうたばこ・アルコールに対処するかわかっていますか	はい・いいえ

(日野原，1997)

栄　養
(1) 栄養のバランス

6つの食品群をもれなく組み合わせ，1日30食品をバランスよく食べることが好ましい。

① 第1群……たんぱく質の供給源：魚，肉，大豆製品など
② 第2群……カルシウムの供給源：牛乳，乳製品，骨ごと食べられる魚，海藻など
③ 第3群……ビタミンAの供給源：にんじん，ほうれん草などの緑色野菜
④ 第4群……ビタミンCやミネラルの供給源：その他の野菜や果物など
⑤ 第5群……糖質性エネルギーの供給源：穀類，パン，麺類，いも類など
⑥ 第6群……脂肪エネルギーの供給源：バター，マヨネーズなどの油脂類

(2) 食生活のポイント

① 適量の栄養摂取

エネルギーのとりすぎから肥満，肥満からさまざまな病気をひきおこすことを防ぐために，常に腹八分目でバランスのとれた食生活を心がけることが必要である。

表6.1 栄養所要量と栄養摂取量の比較
(厚生省「国民栄養調査」2000)
(調査対象の平均栄養所要量＝100)

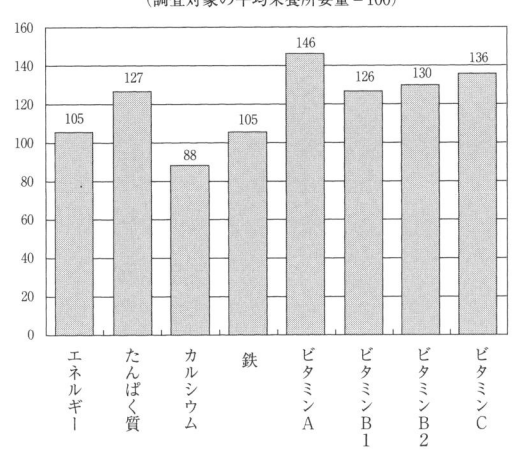

栄養素	比率
エネルギー	105
たんぱく質	127
カルシウム	88
鉄	105
ビタミンA	146
ビタミンB1	126
ビタミンB2	130
ビタミンC	136

② 動物性脂肪の摂取をひかえる

脂質は量，質ともに気をつけて摂取することが大切である。食習慣の欧米化にともなって，動物性脂肪のとりすぎが問題になっている。脂肪のとりすぎは，肥満，動脈硬化，大腸がん，高脂血症などの原因となる。動物性脂肪はＬＤＬ（悪玉コレステロール）を増加させるが，魚に含まれている脂肪はＨＤＬ（善玉コレステロール）を増加させ，動脈硬化の予防につながるといわれている。

③ 減塩の工夫

塩分のとりすぎは，高血圧，脳卒中，心臓病，胃がんなどの原因になる。食物の味つけを薄味にすることや，塩分の多いものの摂取をひかえめにするよう気をつけたい。日本人の食塩摂取量の目標は１日10ｇ以下であるが，数年来，平均13ｇでとりすぎの傾向が続いている。

④ カルシウムの摂取

日本人に唯一不足している栄養素である。慢性的にカルシウムが不足すると、骨粗しょう症にかかりやすくなる。また、イライラしたりストレスをうけやすくなったりするともいわれている。成人の1日のカルシウムの必要量は600mgである。

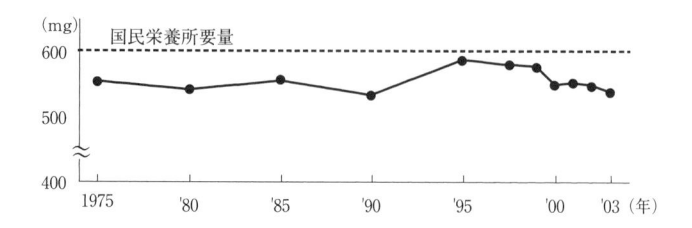

図6.2 カルシウム摂取量の年次推移
(厚生労働省「国民健康・栄養調査」2003)

食生活習慣（チェック）

*はい、いいえで答えてください。はいの数が
多い人はライフスタイルをもう一度見直しましょう

1	食事の時間が不規則である	はい・いいえ
2	コンビニのお弁当派である	はい・いいえ
3	野菜があまり好きではない	はい・いいえ
4	ほとんど朝食抜きで出勤する	はい・いいえ
5	乳製品はどちらかというときらい	はい・いいえ
6	満腹になるまで食べる	はい・いいえ
7	加工食品の利用が多い	はい・いいえ
8	魚より肉が好き	はい・いいえ
9	濃い味の料理が好き	はい・いいえ
10	早食いのほうである	はい・いいえ

(日野原, 1997)

運　動
(1) 運動不足病
　健康を阻害する要因として運動不足があげられている。運動不足が危険因子となる生活習慣病には，肥満症，心疾患，がん，脳卒中，糖尿病，骨粗しょう症などがある。クラウスとラーブ（Kraus, H. & Raab, W.）は，これらを運動不足病と呼んだ。疫学的研究の成果から，定期的な身体運動は，生活習慣病の予防に効果があることが知られてきた。長期的に続けることで適応力も高まり，心臓や肺の機能や筋肉の働きが強化，改善されていく。日常生活の中に積極的に運動をとりいれていくことが大切である。

(2) 運動習慣がもたらす効果
運動がもたらす効果として，一般的に次のような効果があげられる。
① 　心臓や肺の機能を高めて持久力を高め，循環器系の病気を予防する。
② 　ＨＤＬが増えて動脈硬化を予防する。
③ 　血管に弾力性をもたせ血圧を下げる。
④ 　筋肉中の毛細血管が増え新陳代謝を活発にする。
⑤ 　体の脂肪が燃え，肥満を防ぐ。
⑥ 　ストレス，不眠，便秘などを解消する。

表6.2　運動習慣者の割合
（厚生労働省「国民栄養調査」2002）

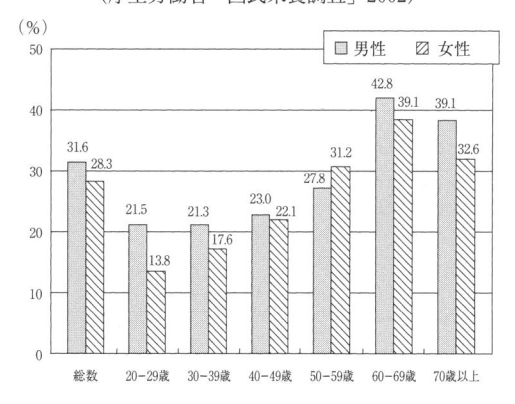

年齢	男性	女性
総数	31.6	28.3
20-29歳	21.5	13.8
30-39歳	21.3	17.6
40-49歳	23.0	22.1
50-59歳	27.8	31.2
60-69歳	42.8	39.1
70歳以上	39.1	32.6

⑦ 食欲が増進し，消化吸収が高まる。
⑧ よい気分をもたらす。

しかし，運動習慣のある人の割合は約30%であり，運動不足を感じている人が多いというのが現状である（表6.2）。一般に，早歩き（ふだんより10%ほどを目標にピッチを上げて歩く：時速5～6キロ）が手軽で長続きする習慣としてすすめられる。

表6.3　WHOが示した身体活動の効果（WHO Guideline, 1996）

Ⅰ．生理学的効果
　・短期的効果
　　1．血中のグルコースの上昇
　　2．カテコールアミン（アドレナリン，ノルアドレナリン）の分泌
　　3．睡眠の量および質の強化
　・長期的効果
　　1．心臓血管系機能（有酸素持久力）の改善
　　2．筋力の強化
　　3．柔軟性の維持・増強
　　4．バランス，協応力の維持・増強
　　5．動作速度の維持
Ⅱ．心理学的効果
　・短期的効果
　　1．リラクセーションの強化
　　2．ストレスおよび不安の低減
　　3．気分の改善
　・長期的効果
　　1．一般的安寧の獲得
　　2．メンタルヘルスの改善
　　3．認知機能の改善
　　4．運動の制御とパフォーマンスの向上
　　5．技能の獲得
Ⅲ．社会学的効果
　・短期的効果
　　1．高齢者の権限の強化
　　2．社会的統合の強化
　・長期的効果
　　1．社会とのかかわりの強化
　　2．新しい親交の形成
　　3．社会的ネットワークの拡大
　　4．役割の維持と新しい役割の獲得
　　5．世代間活動の強化

WHOは運動の効果を，生理的，心理的，社会的の3側面から具体的なガイドラインとして示した（表6.3）。

	チェック　　　運動習慣	
	＊はい，いいえで答えてください。はいの数が多い人はライフスタイルをもう一度見直しましょう	
1	ごく近いところでも車で出かける	はい・いいえ
2	電車ではなるべく座りたい	はい・いいえ
3	階段よりエレベーター	はい・いいえ
4	スポーツはやるより見るのが好き	はい・いいえ
5	ちょっと動くとすぐ疲れる	はい・いいえ
6	会社ではデスクワーク中心	はい・いいえ
7	子どもと遊ぶと疲れる	はい・いいえ
8	月曜日は体がだるい	はい・いいえ
9	休日は家でごろ寝が多い	はい・いいえ
10	歩くスピードがのろい	はい・いいえ

（日野原，1997）

休　養

(1) 休養の意味

　疲労は蓄積されると過労となり，身体の抵抗力を低下させていく。病気の原因となったり，過労死をまねくこともある。

　休養とは，「休むこと」と「養うこと」の2つの内容を含んでいる。休むことは，労働しないことであり，職場の業務や家事などからの解放を意味している。働かない時間，つまり，休むことから得られた時間を，積極的に健康増進をはかる「養うこと」に使ってはじめて休養となる。休むことと養うことを上手に組み合わせることが必要である。そのためには，十分な睡眠と，リラックスするための入浴，心身をリフレッシュするための運動などの習慣も大切である。

表6.4 休養の分類と意義

休み呼称	単位	養う内容	関連用語
休　息	秒	一連続作業と一連続作業の間に発生する自発休息の形をとること多し。作業負担回復に最も重要な意義をもつ。	息抜き (テクノストレス)
休　憩	分	所定労働時間内に生理的作業曲線低下を回復させる。	一服 リラクセーション オフィスアメニティ
私的時間	時間	拘束時間外で翌日の労働力再生産に使われる。 この時間に栄養・運動も行われるが文化的な時間にも使われる。	レクリエーション レジャー 睡眠 リラクセーション
週　休	日	週間中の疲労負債の回復，対人関係修復，人生設計に必要な素養の備蓄	カルチャー レジャー
休　暇	週・月	将来の人生設計の準備・素養の備蓄，心身調整，家族機能調整，パーソナリティ発展の促進，自己実現・自己発見	保養 リゾート

（厚生省保健医療局編，1997）

休養習慣

チェック

＊はい，いいえで答えてください。はいの数が
多い人はライフスタイルをもう一度見直しましょう

1	休日は外出する気にもならない	はい・いいえ
2	夢中になれる趣味がない	はい・いいえ
3	休日はテレビの前が多い	はい・いいえ
4	ときどき家に仕事を持ち帰る	はい・いいえ
5	休みの日にも仕事が気にかかる	はい・いいえ
6	休日の接待ゴルフが多い	はい・いいえ
7	有給休暇はほとんどとらない	はい・いいえ
8	検診はきらい	はい・いいえ
9	近頃よくイライラする	はい・いいえ
10	家族との会話は少ない	はい・いいえ

（日野原，1997）

⑵ **疲労の解消**
① 心の疲労
身体そのものよりも心が疲れる。疲れていると感じにくいために蓄積されやすい。➡レクリエーションや趣味などで気分転換をしたり，適度な運動を行う。
② 一カ所に集中する疲労
目，手，腰など身体の一部分に集中して負担をかけることによっておこる疲労➡仕事の合い間には休憩をとる。全身を使う運動をするとよい。
③ 動かないことによる疲労
身体を動かさないことからくる疲労。怠惰な生活，引きこもりがちな生活習慣をもつ人にみられる。➡行動範囲を広げる。積極的に身体を動かす習慣を身につける。

3. 生活習慣病の予防

今まで加齢にともなっておこることで成人病と呼ばれてきた疾患が，生活習慣病と呼ばれるようになった。これらの病気は，悪い生活習慣からおこるので，生活習慣をよいほうに変えていくことで予防することができる。

生活習慣病の現状
がん，脳卒中，心臓病の3大疾病で，3人に2人は死亡している。高血圧や糖尿病など，余病をひきおこしたり長期療養が必要な病気が増加している。

がん
⑴ **早期発見**
がんは10年来，死因の1位を占めている（表6.5）。がんは，正常な細胞が発がん物質や悪い生活習慣の影響をうけてがん細胞に変化する。早期発見・早期治療のための定期検診が必要である。食生活をはじめとした生活習慣の欧米化の影響から，従来多かった胃がん，子宮がんの死亡率は減少傾向にあり，肺がん，大腸がん，乳がんが増加している。

表6.5 死因別死亡確率
(厚生労働省「簡易生命表」2003)

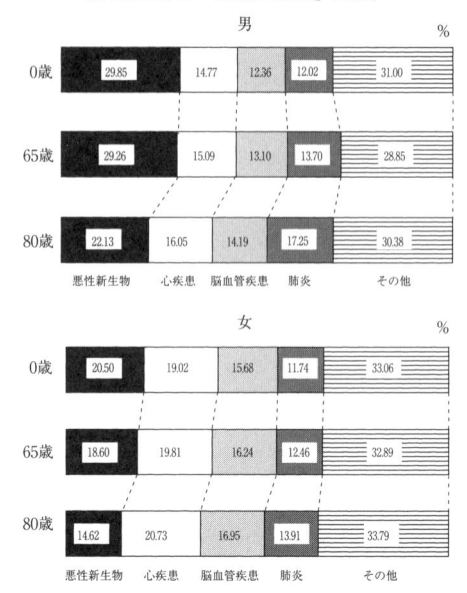

男 %

	悪性新生物	心疾患	脳血管疾患	肺炎	その他
0歳	29.85	14.77	12.36	12.02	31.00
65歳	29.26	15.09	13.10	13.70	28.85
80歳	22.13	16.05	14.19	17.25	30.38

女 %

	悪性新生物	心疾患	脳血管疾患	肺炎	その他
0歳	20.50	19.02	15.68	11.74	33.06
65歳	18.60	19.81	16.24	12.46	32.89
80歳	14.62	20.73	16.95	13.91	33.79

(2) **がんの予防**

(a) バランスのとれた栄養をとる。
(b) 毎日変化のある食生活をする。
(c) 食べ過ぎをさけ脂肪をひかえめにする。
(d) 適度の飲酒量にする。
(e) 禁煙する。
(f) 食物からの適量のビタミンや繊維質をとる。
(g) 塩分は控えめに，熱いものはさましてから食べる。
(h) 焦げた部分は食べない。
(i) かびの生えたものは食べない。
(j) 日光にあたりすぎない。
(k) 適度に運動をする。
(l) 身体を清潔にする。

表6.6 臓器別がんの死亡率の割合
(厚生労働省「人口動態統計」2002)

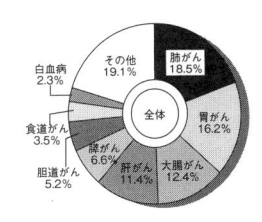

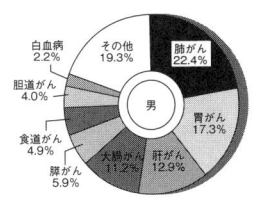

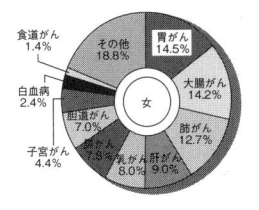

全体: 肺がん 18.5%, その他 19.1%, 白血病 2.3%, 食道がん 3.5%, 胆道がん 5.2%, 膵がん 6.6%, 肝がん 11.4%, 大腸がん 12.4%, 胃がん 16.2%

男: 肺がん 22.4%, その他 19.3%, 白血病 2.2%, 胆道がん 4.0%, 食道がん 4.9%, 膵がん 5.9%, 大腸がん 11.2%, 肝がん 12.9%, 胃がん 17.3%

女: 胃がん 14.5%, その他 18.8%, 食道がん 1.4%, 白血病 2.4%, 子宮がん 4.4%, 胆道がん 7.0%, 膵がん 7.8%, 乳がん 8.0%, 肝がん 9.0%, 肺がん 12.7%, 大腸がん 14.2%

チェック	がんの危険信号
*はい，いいえで答えてください 次のような症状があったら一度専門医にみてもらいましょう	
舌，皮膚＝治りにくい潰傷はないか	はい・いいえ
喉頭＝声がかすれたりしないか	はい・いいえ
食道＝飲み込むときに，つかえることはないか	はい・いいえ
肺＝せきが続いたり，たんに血がまじったりしないか	はい・いいえ
乳房＝乳房にしこりはないか	はい・いいえ
胃＝胃の具合が悪く，食欲がなく，好みが変わったりしないか	はい・いいえ
大腸，直腸＝便に血がまじっていないか	はい・いいえ
子宮＝不正出血はないか	はい・いいえ

(日野原，1997)

脳卒中

脳卒中は日本人の死亡原因の第2位で，欧米諸国にくらべて高い。高齢者の寝たきりの原因の第1位となっている。

(1) **脳卒中の種類**

(a)脳出血 ・脳内出血（脳内の血管が出血）

・くも膜下出血（くも膜下に出血）

(b)脳梗塞 ・脳内血栓（脳内の血管に血栓ができる）

第6章 生活習慣と健康

・脳塞栓（他所から流れてきた血栓で脳内の血管の血流が止まる）

(c) 一過性脳虚血発作，脳血管障害によるもの

① 脳血管の出血原因

高血圧症が原因の大部分。高血圧症でもろくなった脳動脈にストレスや過労，急激な寒さなどが加わって脳出血をひきおこす。

② 脳梗塞

動脈硬化が原因。動脈硬化でできた血栓で脳動脈がつまり，血液が流れなくなる。

⑵ 脳卒中の予防

脳が破壊されると死亡したり，手足の半身を損傷したり，言語障害が残ったりする。予防のためには，高血圧症，高脂血症，糖尿病，心臓病などの生活習慣病をひきおこさないように気をつけることである。また，飲酒，喫煙，塩分のとりすぎに注意が必要である。

チェック　脳卒中の前ぶれ

＊はい，いいえで答えてください

一瞬，意識がなくなる	はい・いいえ
頭重，鈍い頭痛が続く	はい・いいえ
激しい頭痛がする	はい・いいえ
肩や首がひどくこる	はい・いいえ
物忘れがひどくなる	はい・いいえ
たばこや鉛筆，箸などを落とす	はい・いいえ
ワイシャツなどのボタンがうまくはめられない	はい・いいえ
片方の目が急にかすみ，スーッと治る	はい・いいえ
しゃべるとき舌がもつれたり，食べものがうまく飲み込めなかったりする	はい・いいえ

＊以上のような気になる症状がひとつでもあったら早めに受診しましょう。

（日野原，1997）

心臓病

⑴ 虚血性心疾患

死に至る病気である狭心症や心筋梗塞などの虚血性心疾患は増加している。増加の原因として，食生活の欧米化による高エネルギー・高脂肪の食事と，それに対して運動量の低下とストレスの増加などがあげられる。日常生活のあり方が予防にむすびついてくる。

心臓は心筋と呼ばれる筋肉でできている。全身に血液を循環させるために収縮，弛緩を繰り返している心筋の活動に必要な酸素と栄養素を供給しているのが，心臓をとりまく3本の冠動脈である。この動脈が動脈硬化をおこすと，心臓に十分な血液が流れなくなり，心筋が酸素不足になるため心臓の働きは低下したり停止したりする。

① 狭心症……動脈硬化によって血流が悪くなり，心筋が一時的な酸素不足になり，胸痛発作をおこす。
② 心筋梗塞……動脈硬化によって狭くなった血管に血栓（血のかたまり）ができてつまった状態。

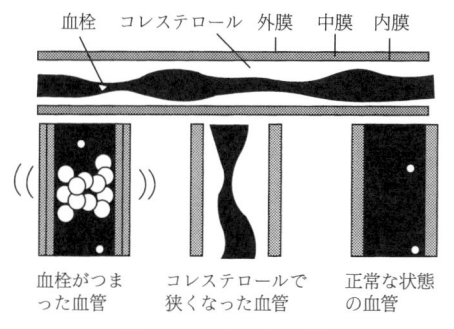

図6.3　つまった血管

心臓病の前ぶれとしての以下のような症状を見逃さないことが大切である。

(a) 坂道や階段で，動悸や息切れがする。
(b) 朝，歩きはじめに胸やけしたり胸苦しい。
(c) 夜，突然息苦しくて目が覚める。
(d) 心臓の鼓動が乱れる。

(e) 運動や食事，入浴後に胸の中央に痛みがあり，喉，左肩，左腕に痛みがはしる。

⑵ 心臓病の予防
生活改善の視点から以下の生活習慣が予防のポイントである。
(a) 食品は栄養のバランスを考える。
(b) 脂肪の摂取は控えめにする。
(c) 食塩は調理の工夫で無理なく減塩する。
(d) 食事の量は運動量とのバランスを考える。
(e) 飲酒を適量にする。
(f) 禁煙する。
(g) 適度な運動をし，よく歩く。
(h) ストレス発散の方法を身につける。
(i) 定期検診を受ける。
(j) 血圧とコレステロールを正常に保つ。

チェック　心臓病をひきおこす10の要因

＊はい，いいえで答えてください
＊はいの数が多いほど心臓病になる危険があります

1	高脂血症である	はい・いいえ	7	運動不足である	はい・いいえ
2	高血圧である	はい・いいえ	8	痛風である	はい・いいえ
3	たばこを吸う	はい・いいえ	9	ストレスをうけやすいタイプである	はい・いいえ
4	糖尿病である	はい・いいえ			
5	両親が虚血性心疾患である	はい・いいえ	10	せかせかして競争心が盛ん。責任感が強く行動的な性格	はい・いいえ
6	肥満傾向である	はい・いいえ			

(日野原，1997)

胃・十二指腸潰瘍

(1) ストレスがひきがねに

　食道，胃，十二指腸，小腸，大腸などの消化器は，自律神経によってコントロールされている。自律神経はストレスの影響を非常にうけやすい。強いストレス状態が続くと胃潰瘍，十二指腸潰瘍，過敏性腸症候群などの病気がおこる。手術や薬で完治したあとも再発することが多いので生活習慣に注意することが大切である。

(2) 消化器系疾患の予防

生活改善の視点から以下の生活習慣が予防のポイントである。
(a) ストレスをためない。
(b) 刺激性の強い食物や香辛料をひかえる。
(c) よく嚙んで食べる。
(d) 食べてから飲むようにする。
(e) 規則正しい生活をする。
(f) 睡眠を十分にとる。
(g) 禁煙する。
(h) 適度の運動をする。

チェック　十二指腸潰瘍になりやすい人

＊はい，いいえで答えてください
＊はいの数が多いほど消化管の病気になる危険が多いといえましょう

1	きまじめで完璧主義	はい・いいえ	2	責任感が強い	はい・いいえ
3	気が弱く，すぐに反省する				はい・いいえ
4	職場や家庭で常にストレスにさらされている				はい・いいえ
5	ヘビースモーカーである				はい・いいえ
6	食事が不規則で，朝食を抜くことが多い				はい・いいえ

（日野原，1997）

肥満症

　肥満は，身体に過剰に脂肪が蓄積した状態をいう。そのために内臓に負担がかかり，さまざまな障害がおきる。体格指数（ＢＭＩ＝体重kg／身長m²）が

24.2以上26.4未満を過体重，26.4以上を肥満としている。

(1) 肥満がまねく病気
肥満は生活習慣病の温床といわれる。
(a) 中性脂肪が増え，高血圧になりやすい。
(b) 動脈硬化がおこりやすくなり，心臓病や脳卒中の原因になりやすい。
(c) インスリンの働きが弱まり，糖尿病の危険性が高まる。
(d) 脂肪肝になりやすい。
(e) 尿酸値が高くなり，痛風をおこしやすい。
(f) 栄養過剰から胆石になりやすい。
(g) 骨，関節の負担が増し，老化を促進する。
(h) 免疫の働きが悪くなり，ウイルスに感染しやすくなる。

(2) 肥満の予防
無理のない運動と食生活で減量する。
(a) １日３食規則正しく食事をする。
(b) 間食をひかえる。
(c) よく噛んでゆっくりと食べる。
(d) 気軽に身体を動かす習慣をつける。
(e) ストレスをためない。
(f) 定期的に体重チェックをする。

喫　煙

たばこに含まれているニコチンは，興奮剤であり，中枢神経系統の一般的活動性のレベルを増加させる。ニコチンには100種以上発がん物質が含まれているといわれる。その発がん物質は，本人が吸い込む量よりも，立ち上る煙（副流煙）の方に多く含まれているので公衆衛生上の問題となっている。慢性の喫煙はさまざまな病気をまねく。

⑴ **喫煙がまねく病気**

(a) 脳卒中
(b) 不眠
(c) 視力の衰え
(d) 心筋梗塞，狭心症
(e) 喘息，慢性気管支炎
(f) 肝硬変
(g) 十二指腸潰瘍，胃潰瘍
(h) 喉頭がん
(i) 咽頭がん
(j) 食道がん
(k) 肺がん
(l) 胃がん
(m) 肝がん
(n) 膵がん

⑵ **禁煙を成功させる**

(a) なぜたばこをやめるか，理由をはっきり確認しておく。
(b) たばこが欲しくなる前のパターンを事前に知っておく。
(c) 禁断症状を乗り越える方法を身につける。
　　・嫌悪条件づけ　　・緊張解消法　　・刺激コントロール
(d) 健康教育を行う

　成人では，男性の4割強，女性の1割強がたばこを吸っている。

表6.7　喫煙率の推移
(厚生労働省「国民栄養調査」2002)

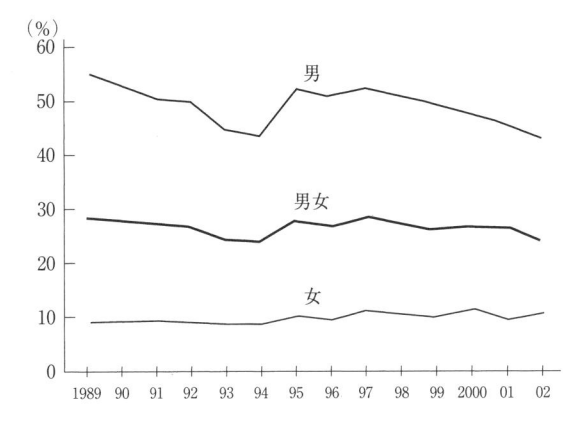

第6章　生活習慣と健康

飲 酒

アルコール摂取は，身体的，心理的，社会的な健康にさまざまな影響をあたえている。適量ならよいが，度をこすと疾病，事故，アルコール依存症などをひきおこす。

(1) **アルコールがまねく病気**
 (a) 食道がん   (g) 急性アルコール中毒
 (b) 脂肪肝   (h) アルコール依存症
 (c) 肝炎   (i) アルコール性痴呆
 (d) 肝硬変   (j) 自律神経失調症
 (e) 心疾患   (k) 糖尿病
 (f) 胃潰瘍   (l) 抹消神経障害

(2) **問題飲酒への介入**

アルコールは自分でコントロールできなくなる危険性が高い。多面的な行動学的アプローチが考えられている。問題飲酒や薬物乱用に対する包括的な行動療法プログラムは，以下の3つの主なる目標を含むことが望まれる。

表6.8 わが国の飲酒習慣のある人の割合
(厚生労働省「国民栄養調査」2002)

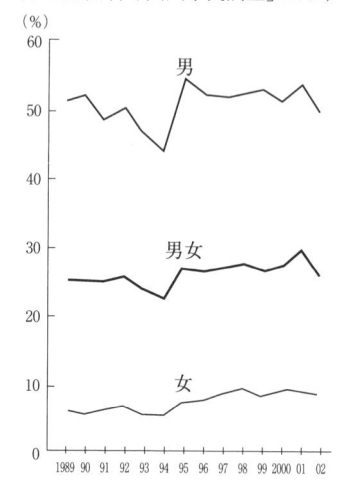

(a) 薬物による直接的な正の強化を与えないこと。これは嫌悪療法またはオペラント技法の使用によって，もたらすことができる。
(b) 薬物乱用に走らないような新しい行動のパターンを身につけることを患者に教えること。たとえば，もし患者がストレスを減らすために飲酒した場合，患者は，より適切な諸方法 —— リラクセーション・トレーニング，あるいはストレスの多い事態をうまく処理する社会的技術を学ぶことを通してなされる —— を教えられる。
(c) 個人の社会的環境に変化をもたらすこと，そのために患者は薬物使用を含まないような行動に対しての強化を受けることが必要である。たとえば，禁酒の期間には励ましなどのサポートを与え，その他のよい行動などに対しては正の強化を与える。

《設問》
　①生活習慣病の病因と予防について述べよ。
　②どのような健康関連の危険因子があるか？
《実習》
　自分の生活習慣を点検して，改善のための具体的プランを立てよう。
【キーワード】
　栄養　運動　休養　食生活習慣　運動不足病　生活習慣病　がん　脳卒中　心臓病　胃・十二指腸潰瘍　肥満　喫煙　飲酒

第6章　生活習慣と健康

第7章

ソーシャルサポート

ソーシャルサポートとは，人間が生きていくうえで，さまざまな場面で他者からうける有形無形のサポートのことであり，社会的支援と訳す。個人のウェルビーイングを増進させる目的でうける心理的・物質的資源から，広義には，他者との社会的関係や社会的ネットワークまで含まれる。ソーシャルサポートは，ストレッサーのネガティブな影響の緩和要因としての働きなどが研究され，健康を考えるときに，その意義が大きくとりあつかわれるようになってきた。

1. ソーシャルサポートの定義

ソーシャルサポートはいろいろな観点から定義されている。機能面からみた場合にはサポートの内容や提供物に焦点をあて，構造面からみた場合にはサポートの出所や対人関係の存在に焦点をあてている。それぞれの見方による定義を以下に示す。

内容に焦点をあてたサポート

① ソーシャルサポートは，3種類の情報である（Cobb, 1976）。
  (a) 情緒的サポート……依存，養育，親和を求める欲求を満たす
  (b) エスティームサポート……自己価値感を高める
  (c) 義務を共有するネットワークサポート……コミュニケーションをとりあいながら義務を分かちあうネットワークの一員であることを感じることができる
② ソーシャルサポートは4種類の現象である（House, 1981）。

(a) 情緒的サポート……共感，愛情，信頼などをいう
(b) 手段的サポート……金銭，手伝いなどの援助行動をいう
(c) 情報的サポート……問題解決や対処のための情報，知識をいう
(d) 評価的サポート……自己評価のための適切な情報をいう
③ ソーシャルサポートは次の3種類である（Kahn & Antonucci, 1980）。
(a) 情愛……愛情表現をいう
(b) 肯定……行為が正しいかまちがっているか情報を提供することをいう
(c) 援助……金銭，時間，尽力を通しての直接的援助をいう

出所に注目した定義
① 個人の心理的資源を動員して情緒的な負担を克服するように援助してくれる重要な他者（家族，友人，同僚，上司，教師，専門家など）が存在することをいう（Caplan, 1974）。
② 対人関係の構造，機能，主観的評価をいう（Depner et al., 1984）。
③ ガイダンスを与えたり，個人資源や社会資源を同定したり，行動に関してフィードバックを提供することで，つらい経験を克服するように促す個人間の愛着をいう（Hamburg et al., 1982）。
④ 生活変化に対処するために，個人，集団，組織に近接し，利用すること：「人びとの関係が，かかわりあって関心をもちあうレベルにまで拡充したときに，サポートが実現される」ことである（Pearlin et al., 1981）。

2. ソーシャルサポートと健康に関する理論

ソーシャルサポートが病気を予防するメカニズムはまだはっきりと明らかにされてはいないが，コーエンとシャイム（Cohen & Syme, 1985）による，2つの異なった見地から考えだされたソーシャルサポートの役割のモデルを示す。

メインエフェクトモデル（The Main-Effects Model）
このモデルは，「社会的環境は，モデリング，強化，励まし，仲間の影響などを含むさまざまなプロセスを通して健康状態に影響を与えている」ことを示

図7.1　メインエフェクトモデル

している（図7.1）。

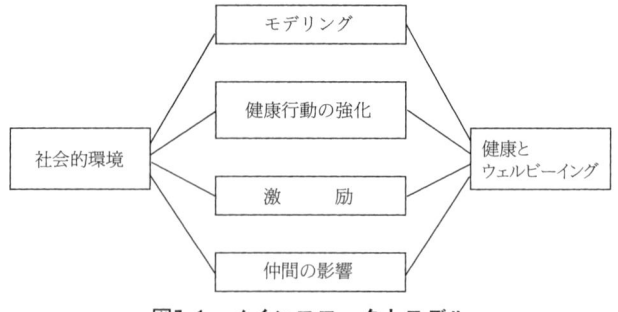

　メインエフェクトモデルでは，健康状態の結果に影響を与えるものの中でストレスが唯一主要な変数ではないことを示唆している。社会的関係が，ストレスとは独立して健康とウェルビーイングを強化していることが明らかにされてきた。健康状態の結果に影響を与えるものとして，健康増進行動をおこすためのサポートがあげられる。また，社会的関与は，アイデンティティの強化と肯定的な自己評価を高めることがみいだされている。このことは，コントロール感と習熟感を増大することになり，不安を低減させる。不安，無力感，失望などを軽減することは，その結果健康状態を導くことになる。

　このモデルの有効性を高めていくためには，ソーシャルサポートの内容と健康状態の結果との研究結果を検討して，さらに疫学的な研究を重ねていく必要がある。

ストレスバッファリングモデル（The Stress-Buffering Model）

　このモデルは，「病気をひきおこすストレスの主要な要素は，『高いストレスと低いソーシャルサポート』であり，『高いストレスと高いソーシャルサポート』の場合は，ストレスは吸収されたり，緩和される」ことを示している。

　ソーシャルサポートはストレスフルな出来事とそれをうける人の間に介入する。ストレス性疾患と関連した研究が行われ，このモデルの検証がなされている（図7.2）。

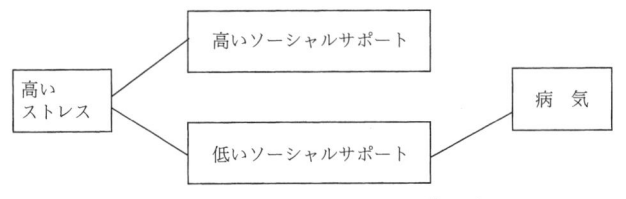

図7.2　ストレスバッファリングモデル

3. ソーシャルサポートの測定

ソーシャルサポートの測定法は知見や研究法から3つに分けられる。

社会統合（Social integration）の考え方

サポートはさまざまな社会集団に参加することで得られるものだと考えられている。たとえば、コミュニティに存在する教会、クラブなどの団体、集団の活動を通して心理的なコミュニティ感覚を身につけていくときの、その参加形態を指標とする。測定尺度には、家族や友人との接触回数、婚姻状況、近所付き合いの量などをとらえて、近所、コミュニティ、危機時における直接的なサポートをはかっている。

米国カリフォルニア州アラメダ郡で行われた、ソーシャルサポートと死亡率についての9年間のフォローアップ研究では（Berkman & Syme, 1979），友人の数と婚姻状況は死亡率を予測する強力な要因となることが明らかにされた。

社会統合の測定法を用いた多くの研究によれば、サポートは健康に対して効果をもたらしている。「信頼できる人がいる」という直接的な指標と比べて，社会統合のほうが精神的な障害の発生を防ぐことが多いという結果もでている（Brown & Proudo, 1981）。

ネットワークの考え方

ネットワーク（network）という用語は、ソーシャルサポートの研究を説明するときによく用いられる。社会的ネットワークの分析では、構成メンバーである節（nodes）と節との特定の関係を、支援や愛情という資源（resource）の交流でみていく。節と節の結びつき（ties）は、資源の流れである。

① 資源の特徴
  (a) 質……情緒的援助，行動的援助
  (b) 量……援助の量
  (c) 多様性……情緒的援助や行動的援助が，別々に組み合わされているかなどであらわされる。
② 結びつき
  (a) 強さ……資源を共有する量
  (b) 頻度……接触，回数
  (c) 相互性……資源の交流の方向のバランス
  (d) 親密度……親近感の感じ方
  (e) 多様性……さまざまな結びつき
  (f) 持続性……継続期間
  などであらわされる。
③ ネットワークの特徴
  (a) 範囲……節の数
  (b) 密度……直接的な結びつきによってどの程度連絡しあうか
  (c) 到達可能度……メンバーから他のメンバーにいくつの結びつきを介して到達するか，到達に必要な結びつきの平均数
  (d) 均質性……メンバーのもつ共通の特性（性別など）の程度
  などであらわされる。

ネットワークの分析の研究から，まず2者の相互関係を基本的なものとしてとりあげるが，人々の結びつきの半分近くは，それを含むネットワークの構造の一部として機能しているにすぎないという結果がでている。

ネットワークの研究では，特定の社会集団の中で関係を維持するパターンに焦点をあて，人びとの周囲の社会的構造上の差異や，適応や対処や問題解決に必要な資源に接するときの構造による差異などをとりあげている。

個人の信頼関係の考え方

信頼関係の測定は，心理的，知覚的アプローチとも呼ばれるもので，親しい人びとからのサポート（情緒的サポート，人知的サポート）に焦点をあてたも

のである。ここでのサポートの考え方は，愛着理論（Bowlby, 1977）から生まれたものである。成人の愛着の重要性については多くの研究がされている。
① 極限状態では，その場にいない愛着対象のことを思い浮かべることが強力な保護機能を果たす（Henderson & Bostock, 1977）。
② 冠動脈性心疾患の患者は，妻からの情緒的サポートが足りないと報告した人は，そうでない人と比べて心臓発作で苦しむことが多い（Medalie & Goldbourt, 1976）。
③ 信頼できる人が存在するかどうかということが，高齢者のうつ病の社会的要因の中で重要な役割を果たしている。
　(a) 指標……親密な信頼関係
　(b) 項目……結婚満足度，配偶者満足度，信頼できる人としての配偶者
　(c) 尺度……Interview Schedule for Social Interaction (Henderson)
　　　　　　　People in Your Life (Marziali)

ソーシャルサポートを考えるときに，信頼できる人からのサポートが最も効果的であると認識されがちであるが，上記の社会統合，ネットワーク，個人の信頼関係の考え方，測定法を組み合わせた方法をとることが望ましい。

また，マイナスに作用する場合として，ソーシャルサポートが必要以上の関与となったとき，自立，自律，自助の傾向を妨げる結果をもたらすことがあることも考えねばならない。

《設問》
　①ソーシャルサポートはどのように定義されるか。
　②ソーシャルサポートとストレスの関係を説明せよ。
《実習》
　ソーシャルサポートがマイナスに作用する場合を述べよ。
【キーワード】
　メインエフェクトモデル　ストレスバッファリングモデル　ネットワーク　社会統合　ネットワーク　信頼関係　愛着理論

第7章　ソーシャルサポート

第8章

ヘルスケアシステム

　人びとは，病気になって医者へ行く必要ができたときにヘルスサービスを利用する。しかし，皆が適切にヘルスサービスを利用しているだろうか。どのようなヘルスサービスをうけることができるのか，ヘルスケアシステムを概観してみよう。

1. ヘルスサービス利用のモデル

　ヘルスサービスは，健康の回復，維持のために，諸機関によって施行される個人，地域，公的サービス活動である。それによるヘルスケアの肯定的な効果を促進していくために，社会に導入されているヘルスケアシステムを常に充実させていくことが必要である。
　ヘルスサービスの活用の概念的枠組みを図8.1に示す。ヘルスサービスの活用を決定するためには，①前件要因，②実現要因，③病気のレベルの3つの要因が働いている。
  ① 前件要因
    (a) 人口統計学的要因……年齢，性別，既往症など
    (b) 社会構造……教育，職業，家族構成など
    (c) ビリーフ……価値，態度，知識など
  ② 実現要因
    (a) 個人の資源……収入，健康保険，医療への接近方法など
    (b) 地域の資源……医療関係者の数，費用など
  ③ 病気のレベル

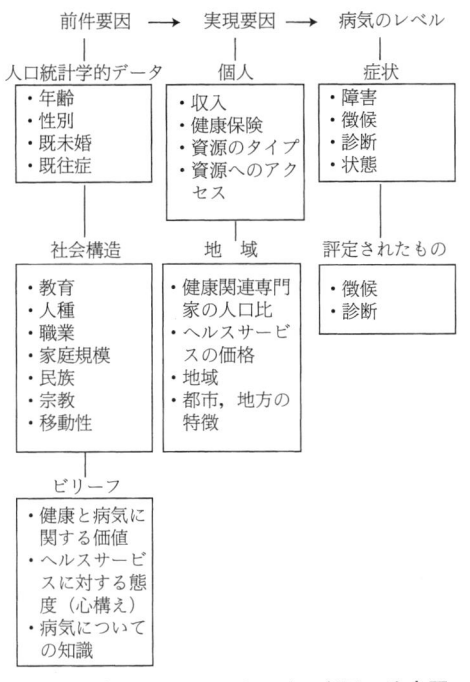

図8.1 個人のヘルスサービス利用の決定因
(Anderson & Newman, 1973)

前件要因 → 実現要因 → 病気のレベル

人口統計学的データ
・年齢
・性別
・既未婚
・既往症

個人
・収入
・健康保険
・資源のタイプ
・資源へのアクセス

症状
・障害
・徴候
・診断
・状態

社会構造
・教育
・人種
・職業
・家庭規模
・民族
・宗教
・移動性

地域
・健康関連専門家の人口比
・ヘルスサービスの価格
・地域
・都市，地方の特徴

評定されたもの
・徴候
・診断

ビリーフ
・健康と病気に関する価値
・ヘルスサービスに対する態度（心構え）
・病気についての知識

(a) 症状……障害，徴候，診断など
(b) 評価……医療者による評価

ヘルスケアサービスが効果的に機能するには，費用（cost），利用（access），質（quality）の3つの主要素のバランスがとれていることが必要である。

2. わが国のヘルスサービス

わが国の厚生行政ではさまざまな保健衛生対策を推進しており，世界有数の長寿社会を実現している。しかし，一度克服したかと思われた感染症が脅威となってあらわれたり，また，生活習慣病やストレス性の疾患の増加，高齢化の進行にともなうさまざまな問題が大きく浮かび上がってきた。厚生労働省のめ

ざす主なヘルスサービスの課題と展望を厚生労働白書により以下に示す。

健康の危機管理
健康の危機管理として以下のことなどに対応することが求められている。
  (a) 新興感染症の出現……SARS（重症急性呼吸器症候群，鳥インフルエンザ），エボラ出血熱，狂牛病
  (b) HIV感染の治療と予防研究
  (c) インフルエンザの大流行
  (d) 復活した結核
  (e) 現代医療が生んだ薬剤耐性菌……メチシリン耐性ぶどう球菌
  (f) O157　食中毒

(1) **地球規模の対応**
　国際的な交流の増大により，国外からさまざまな感染症がもちこまれる危険性が高まっており，感染症対策は国内のみを視野に入れたものでは限界が明らかになっている。このため，今後は国際的な連携を強化し，「地球規模の対応」を行っていく必要がある。

(2) **健康危機管理体制の構築**
　新興・再興感染症の出現や血液製剤によるHIV感染の問題は「健康危機管理」の重要性を改めて認識させた。特に，血液製剤による健康被害については，再びこのようなことが生じることがないように管理体制をととのえねばならない。

生活習慣病
① 一次予防の重視
　生活習慣病については，「早期発見・早期治療」だけでなく，健康増進や疾病予防という「一次予防」が重要となっている。このためには，個々人の日常生活のあり方まで視野に入れ，職場の就業慣行を含めた生活習慣の改善が必要である。
② 子どもの健康習慣の確立

表8.1 予防の具体的事例 (厚生省「厚生白書」1995)

予防種類	保健衛生分野	分野別の具体例
第一次予防	母子保健	母親学級,母子手帳の交付,産前産後の休暇など
	成人保健	食生活・自己管理指導,健康教育など
	産業衛生	作業方法・作業環境の改善,換気,防じんマスク,労働衛生教育など
	感染症	結核予防法によるBCG接種,各種予防接種,エイズ予防のための啓発など
	精神保健	心の健康づくりなど
第二次予防	母子保健	低フェニルアラニン食,交換輸血(核黄疸)など
	学校保健	児童生徒などの定期健康診断など
	成人保健	がん集団検診(胃・子宮・肺など),循環器検診,栄養管理など
	産業衛生	健康管理:一般検診,特殊検診など
	感染症	梅毒のペニシリン療法など
第三次予防	成人保健	脳卒中のリハビリ,寝たきり老人予防対策など
	産業衛生	職場における適正配置など
	精神保健	精神科リハビリテーションなど

子どもの時期から,健康的な生活習慣の確立をめざすことが大切である。

③ たばこ対策の推進

喫煙が健康へ与える影響は大きいことから,喫煙習慣は個人の嗜好の問題にとどまらず,健康問題であることを踏まえ,たばこ対策を一層推進する必要がある。

現代社会と「心の健康」

① ストレス対策の充実

現代社会における過大なストレスが,さまざまな「心の不健康」や「心の病」の原因になっており,ストレスへの対応が重要性を増している。また,アルコール依存症と薬物依存に対する対策の推進が求められている。

② 児童虐待の防止

子どもの心に大きな傷を残す「児童虐待」を防ぐため,地域の支援体制づくりを進め,親子に対する心身両面にわたる援助を充実する必要がある(図8.2)。

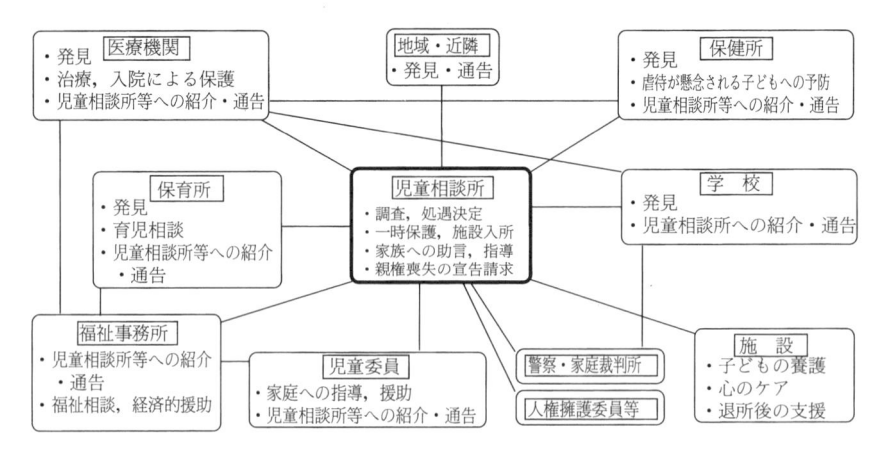

```
┌─医療機関─┐           ┌地域・近隣┐           ┌─保健所──┐
│・発見     │           │・発見・通告│          │・発見     │
│・治療，入院による保護│                         │・虐待が懸念される子どもへの予防│
│・児童相談所等への紹介・通告│                  │・児童相談所等への紹介・通告│
└──────┘                                    └──────┘

┌─保育所──┐         ┌─児童相談所──┐        ┌─学　校──┐
│・発見     │         │・調査，処遇決定│        │・発見     │
│・育児相談 │         │・一時保護，施設入所│    │・児童相談所への紹介・通告│
│・児童相談所等への紹介│ │・家族への助言，指導│
│　・通告   │         │・親権喪失の宣告請求│
└──────┘         └────────┘        └──────┘

┌福祉事務所┐   ┌児童委員──┐   ┌警察・家庭裁判所┐  ┌施　設──┐
│・児童相談所への紹介│ │・家庭への指導，援助│              │・子どもの養護│
│　通告    │   │・児童相談所等への紹介・通告│ ┌人権擁護委員等┐│・心のケア│
│・福祉相談，経済的援助│                                    │・退所後の支援│
└─────┘   └──────┘                            └──────┘
```

図8.2　児童虐待防止のための連携と支援体制（厚生省「厚生白書」1997）

③　地域保健福祉体制の確立

精神疾患に対する偏見をとりのぞき，地域において精神障害者をうけとめ，ともに生活するための環境づくりを進めていくことが重要である（表8.2）。

高齢化をめぐる課題

①　「高齢者像」の再検討

高齢者が社会で積極的な役割を果たし，生きがいをもって生活できるような環境づくりが重要である。

②　要介護高齢者の自立支援

寝たきりなどの予防に力を入れるとともに，高齢者が介護を必要とする状態になっても，できる限り自立した生活が送れるような支援方策が重要になっている。

③　高齢社会を担う人材育成

高齢者の介護を支える人材の育成に努めるとともに，地域住民やボランティアなどの幅広い参加を進めていくことが期待される。

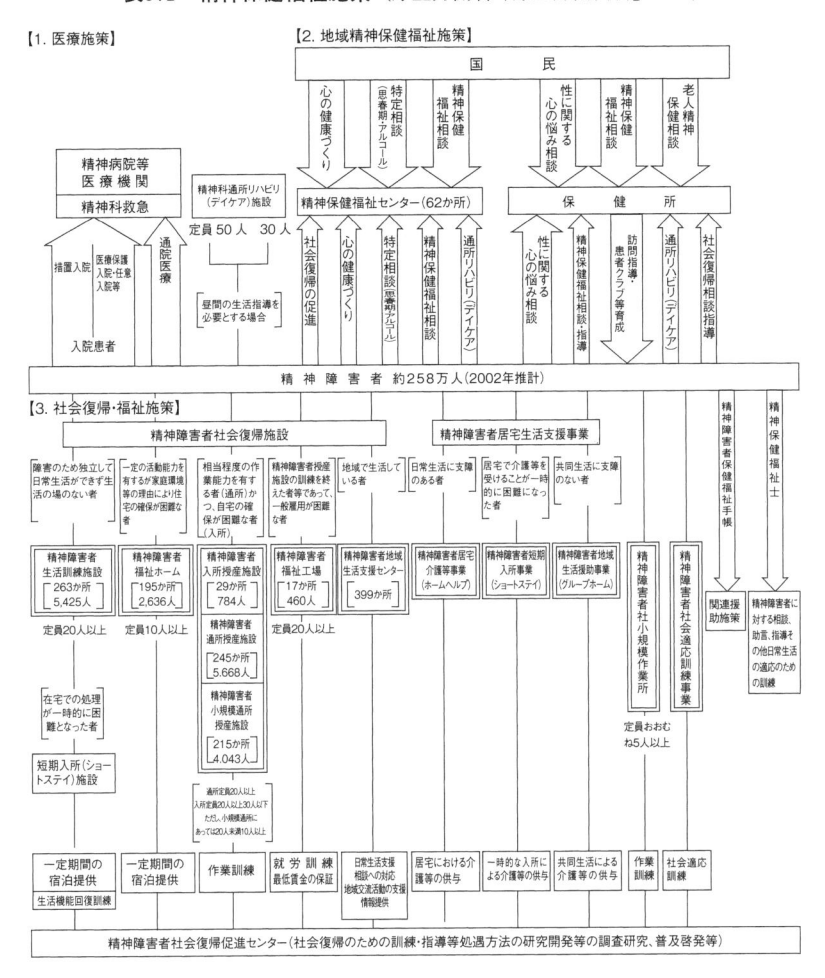

表8.2　精神保健福祉施策（厚生労働省「厚生労働白書」2005）

【1. 医療施策】

精神病院等医療機関／精神科救急
- 措置入院
- 医療保護入院・任意入院等
- 通院医療

精神科通所リハビリ（デイケア）施設　定員50人／30人
昼間の生活指導を必要とする場合

入院患者

【2. 地域精神保健福祉施策】

国民
- 心の健康づくり
- 特定相談（思春期・アルコール）
- 精神保健福祉相談
- 性に関する心の悩み相談
- 精神保健福祉相談
- 老人精神保健相談

精神保健福祉センター（62か所）
- 社会復帰の促進
- 心の健康づくり
- 特定相談（酒・アルコール）
- 精神保健福祉相談
- 通所リハビリ（デイケア）

保健所
- 性に関する心の悩み相談
- 精神保健福祉相談・指導
- 訪問指導・患者クラブ等育成
- 通所リハビリ（デイケア）
- 社会復帰相談指導

精神障害者　約258万人（2002年推計）

【3. 社会復帰・福祉施策】

精神障害者社会復帰施設
- 障害のため独立して日常生活ができず生活の場のない者 → 精神障害者生活訓練施設〔263か所／5,425人〕　定員20人以上
- 一定の活動能力を有するが家庭環境等の理由により住宅の確保が困難な者 → 精神障害者福祉ホーム〔195か所／2,636人〕　定員10人以上
- 相当程度の作業能力を有する者（通所）かつ、自宅の確保が困難な者（入所） → 精神障害者入所授産施設〔29か所／784人〕
- 精神障害者授産施設の訓練を終えた者等であって、一般雇用が困難な者 → 精神障害者福祉工場〔17か所／460人〕　定員20人以上
- 地域で生活している者 → 精神障害者地域生活支援センター〔399か所〕

精神障害者居宅生活支援事業
- 日常生活に支障のある者 → 精神障害者居宅介護等事業（ホームヘルプ）
- 居宅で介護を受けることが一時的に困難になった者 → 精神障害者短期入所事業（ショートステイ）
- 共同生活に支障のない者 → 精神障害者地域生活援助事業（グループホーム）

精神障害者通所授産施設〔245か所／5,668人〕
精神障害者小規模通所授産施設〔215か所／4,043人〕
通所定員20人以上 入所定員20人以上30人以下 ただし、小規模通所にあっては20人未満10人以上

精神障害者社会適応訓練事業　定員おおむね5人以上

- 在宅での処遇が一時的に困難となった者 → 短期入所（ショートステイ）施設
- 一定期間の宿泊提供／生活機能回復訓練
- 一定期間の宿泊提供
- 作業訓練
- 就労訓練／最低賃金の保証
- 日常生活支援相談への対応／地域交流活動等の情報提供
- 居宅における介護等の供与
- 一時的な入所による介護等の供与
- 共同生活による介護等の供与
- 作業訓練
- 社会適応訓練

精神障害者保健福祉手帳
精神保健福祉士
関連援助施策
精神障害者に対する相談、助言、指導その他日常生活への適応のための訓練

精神障害者社会復帰促進センター（社会復帰のための訓練・指導等処遇方法の研究開発等の調査研究、普及啓発等）

（注）〔　〕内は、厚生労働省「社会福祉施設等調査報告」（2003年10月1日現在）の施設数及び定員数

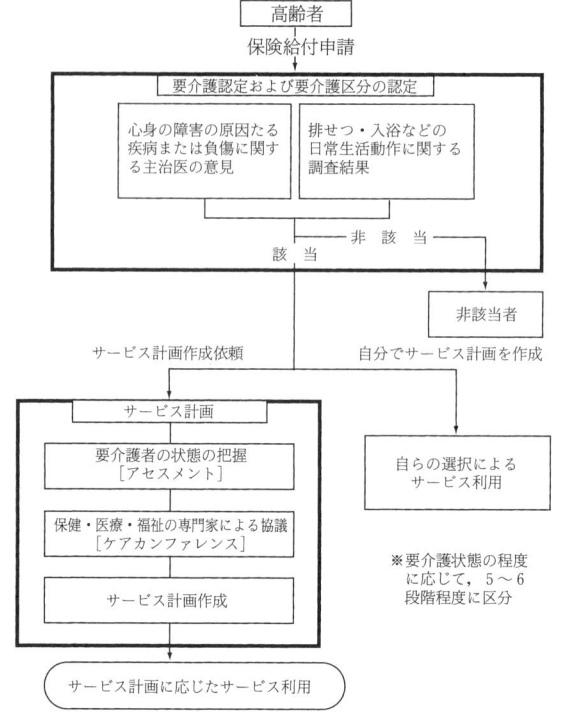

図8.3 介護保険制度における要介護認定とサービス計画（ケアプラン）
(厚生省「厚生白書」1997)

厚生科学と技術評価

① 厚生科学の振興

国民の生命・健康を守るうえで科学技術が果たしてきた役割は大きく，今後も厚生科学を振興していく必要がある（表8.5）。

② 技術評価体制の充実

技術革新がもたらす影響について，医学的な観点のみならず，経済的・社会的な観点から「技術評価」を行っていくことが重要となっている。

③ 臓器移植をめぐる議論

臓器移植は，諸外国では日常医療として定着してきているが，わが国では，脳死体からの臓器移植をめぐり，移植法成立以後も活発な議論が行われている。

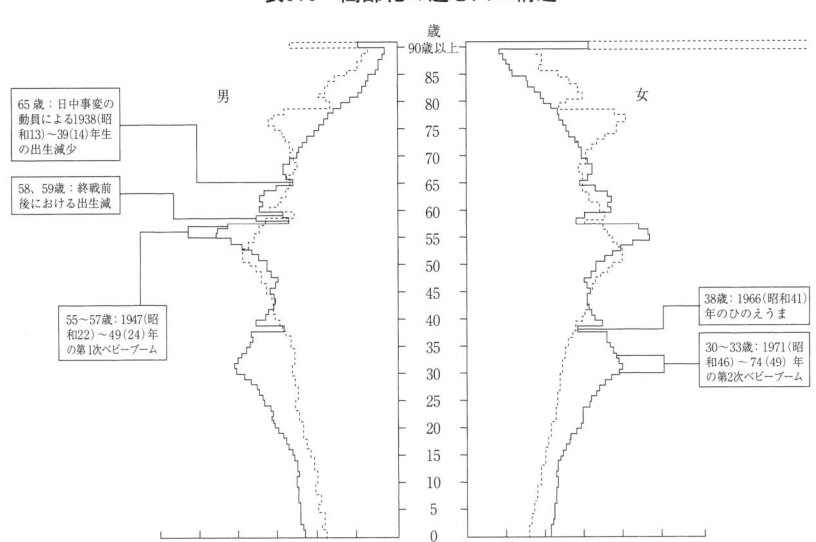

表8.3 高齢化の進む人口構造

65歳：日中事変の動員による1938(昭和13)～39(14)年生の出生減

58、59歳：終戦前後における出生減

55～57歳：1947(昭和22)～49(24)年の第1次ベビーブーム

38歳：1966(昭和41)年のひのえうま

30～33歳：1971(昭和46)～74(49)年の第2次ベビーブーム

資料：2025年は国立社会保障・人口問題研究所「日本の将来推計人口（平成14年1月推計）中位推計」、2004年は総務省統計局「平成16年10月1日現在推計人口」
(注) 実線は2004年、破線は2025年の数値。90歳以上は年齢別人口が算出できないため、まとめて「90歳以上」とした

表8.4 人口動態総覧 (2004)

出 生	死 亡	（再掲）乳児死亡	死 産	婚 姻	離 婚
1,110,835人	1,028,708人	3,122人	34,372胎	720,429組	270,815組
28秒に1人	31秒に1人	2時間48分49秒に1人	15分20秒に1胎	44秒に1組	1分57秒に1組

資料：厚生労働省大臣官房統計情報部「平成15年人口動態統計（概数）」

表8.5　厚生労働省の科学技術政策（厚生労働省「厚生労働白書」2005）

```
┌─────────────────────────────────────────┐  ┌──────────────────────────┐
│     科学技術研究推進の基本的考え方         │  │      社会的な状況          │
│                                         │  │                          │
│  1. 健康安心の推進                        │  │    少子高齢社会の進展      │
│   (1) 糖尿病等の生活習慣病対策            │  │          ↓               │
│   (2) がん医療水準の均てん化              │  │   国民の悩み・不安・要望    │
│   (3) 生涯を通じた女性の健康確保          │  │                          │
│   (4) 介護予防の推進                     │  │  ・老後の生活設計          │
│                                         │  │  ・健康                   │
│  2. 健康安全の確保                        │  │  ・医療・年金等の社会保障制度改革│
│   (1) 新興・再興感染症対策                │  │          ↓               │
│   (2) 食の安全の確保                     │  │  ライフサイエンス研究を重点化│
│   (3) 健康危機管理対策                   │  └──────────────────────────┘
│   (4) 医療安全の確保                     │  ┌──────────────────────────┐
│                                         │  │   科学技術をめぐる状況      │
│  3. 先端医療の実現                        │  │                          │
│   (1) ゲノム科学・タンパク質科学・ナノテクノロジー等の応用│  │  1. 生命科学の進展         │
│   (2) 先端医療の実用化、治療環境の整備の推進│  │   ○本格的ポストゲノム時代の到来│
│                                         │  │   ○ヒト幹細胞の研究の進展   │
│                 ↓                       │  │                          │
│  ┌─────────────────────────┐            │  │  2. 行政の取り組みの進展    │
│  │  安全・安心で質の高い健康生活を実現    │            │  │   ○健康フロンティア戦略    │
│  └─────────────────────────┘            │  │   ○対がん10か年総合戦略、障害者基本計画│
│                                         │  │   ○健康日本21、健康増進法   │
└─────────────────────────────────────────┘  └──────────────────────────┘

┌──────────────────────────────────────────────────────────────────────┐
│  推進方策                                                              │
│                                                                      │
│ 1. 研究体制        2. 研究機関の整備と     3. 人材養成        4. 産学官連携と技術移転│
│                      効果的運営                                        │
│ ○成果契約型事業（戦略型研究）○中核となる拠点を整備し、大型の○研究に必要な人材、医工学連携分│○技術移転機関（TOL）の設置│
│  の導入等、効率的・効果的研究  実験施設の活用等、研究機関の  野、臨床研究コーディネーター、生 ○研究成果物の機関帰属への│
│  手法の開発                連携を推進（ゲノムの大規模解  命倫理分野の専門家      転換及び報奨金規定の整備│
│ ○公募や適切な研究評価による開   析、たんぱく質の大規模解析、E○疫学、統計学の専門家等を支える○医薬品産業や医療機器産業│
│  かれた研究体制の確保       S細胞の樹立、研究用資源の確   専門家の育成         についての戦略を策定│
│ ○政策医療ネットワークなど公私の医 保、臨床研究データマネージメント）○研究評価の担当者、若手研究者、○研究成果データベースの整備│
│  療機関・医師等との連携                      研究指導者                │
└──────────────────────────────────────────────────────────────────────┘
```

エイズ対策

　エイズ（後天性免疫不全症候群）は，1981年にアメリカで発見された。エイズに対しては確立した治療法がなく，初期には死に至る病とされていた。現在は治療薬などの開発が進んでいるが，病気に対する偏見も強いため，病気を告知された患者の不安や恐怖感を緩和するための精神的ケア，ならびに患者の人権の保護をすることが健康心理学の役割として，注目されている。

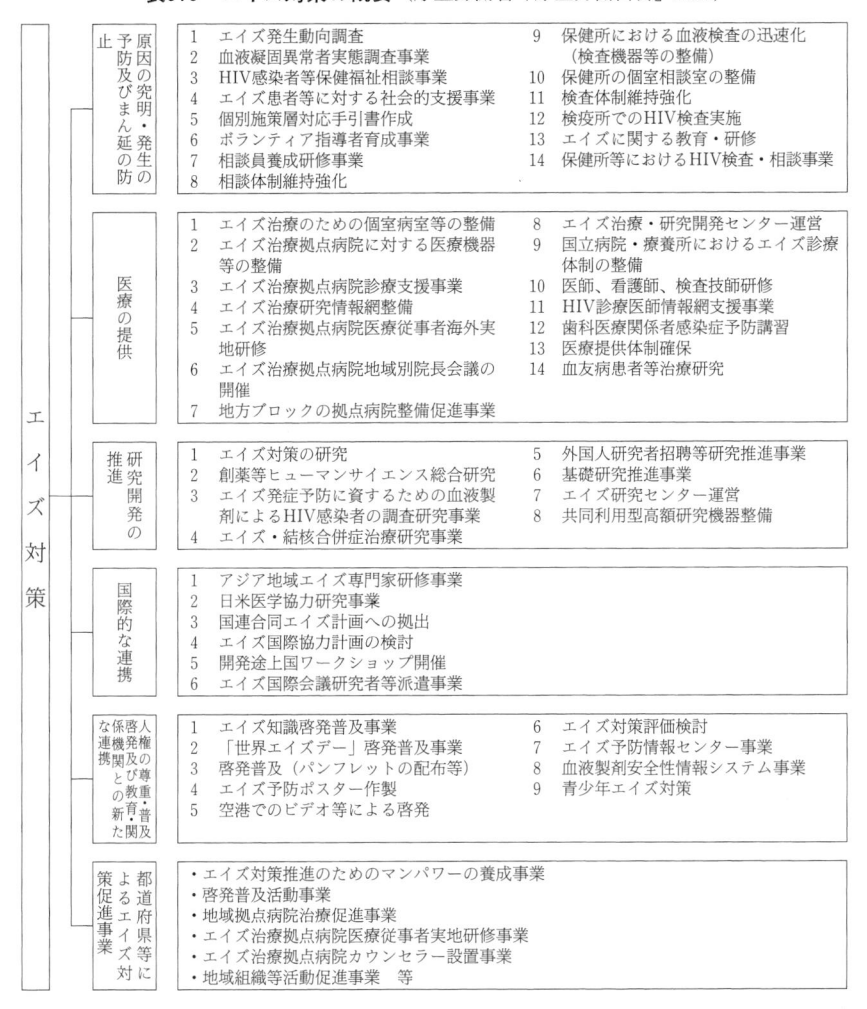

表8.6 エイズ対策の概要（厚生労働省「厚生労働白書」2005）

エイズ対策	原因の究明・発生の予防及びまん延の防止	1 2 3 4 5 6 7 8	エイズ発生動向調査 血液凝固異常者等実態調査事業 HIV感染者等保健福祉相談事業 エイズ患者等に対する社会的支援事業 個別施策層対応手引書作成 ボランティア指導者育成事業 相談員養成研修事業 相談体制維持強化
		9 10 11 12 13 14	保健所における血液検査の迅速化 （検査機器等の整備） 保健所の個室相談室の整備 検査体制維持強化 検疫所でのHIV検査実施 エイズに関する教育・研修 保健所等におけるHIV検査・相談事業
	医療の提供	1 2 3 4 5 6 7	エイズ治療のための個室病室等の整備 エイズ治療拠点病院に対する医療機器等の整備 エイズ治療拠点病院診療支援事業 エイズ治療情報網整備 エイズ治療拠点病院医療従事者海外実地研修 エイズ治療拠点病院地域別院長会議の開催 地方ブロックの拠点病院整備促進事業
		8 9 10 11 12 13 14	エイズ治療・研究開発センター運営 国立病院・療養所におけるエイズ診療体制の整備 医師、看護師、検査技師研修 HIV診療医師情報網支援事業 歯科医療関係者感染症予防講習 医療提供体制確保 血友病患者等治療研究
	研究開発の推進	1 2 3 4	エイズ対策の研究 創薬ヒューマンサイエンス総合研究 エイズ発症予防に資するための血液製剤によるHIV感染者の調査研究事業 エイズ・結核合併症治療研究事業
		5 6 7 8	外国人研究者招聘等研究推進事業 基礎研究推進事業 エイズ研究センター運営 共同利用型高額研究機器整備
	国際的な連携	1 2 3 4 5 6	アジア地域エイズ専門家研修事業 日米医学協力研究事業 国連合同エイズ計画への拠出 エイズ国際協力計画の検討 開発途上国ワークショップ開催 エイズ国際会議研究者等派遣事業
	人権の尊重及び教育・普及啓発に係る関係機関との連携並びに新たな関係	1 2 3 4 5	エイズ知識啓発普及事業 「世界エイズデー」啓発普及事業 啓発普及（パンフレットの配布等） エイズ予防ポスター作製 空港でのビデオ等による啓発
		6 7 8 9	エイズ対策評価検討 エイズ予防情報センター事業 血液製剤安全性情報システム事業 青少年エイズ対策
	都道府県等によるエイズ対策促進事業	・エイズ対策推進のためのマンパワーの養成事業 ・啓発普及活動事業 ・地域拠点病院治療促進事業 ・エイズ治療拠点病院医療従事者実地研修事業 ・エイズ治療拠点病院カウンセラー設置事業 ・地域組織等活動促進事業　等	

第8章　ヘルスケアシステム

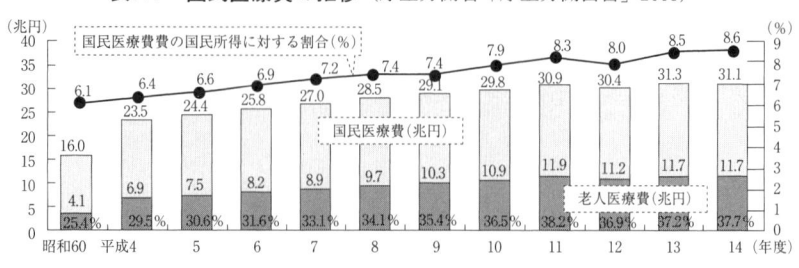

表8.7 国民医療費の推移（厚生労働省「厚生労働白書」2005）

対前年度伸び率 (%)

	昭和60	平成4	5	6	7	8	9	10	11	12	13	14
国民医療費	6.1	7.6	3.8	5.9	4.5	5.8	1.9	2.6	3.7	▲1.9	3.2	▲0.6
老人医療費	12.7	8.2	7.4	9.5	9.3	9.1	5.7	6.0	8.4	▲5.1	4.1	0.6
国民所得	7.4	▲0.5	▲0.1	1.4	0.0	3.3	0.9	▲3.0	▲1.5	1.5	▲2.8	▲7.3

表8.8 これまでの健康づくり対策と健康日本21（厚生省「厚生白書」2000）

	基本的考え方	主な施策
第1次国民健康づくり対策 (1978(昭和53)年〜)	1. 生涯を通じる健康づくりの推進 成人病予防のための1次予防の推進 2. 健康づくりの3要素（栄養，運動，休養）の健康増進事業の推進（栄養に重点）	○健診，保健指導体制の確立 老人保健法制定(1982(昭和57)年) ○健康づくりの基盤整備等 市町村健康センター等 ○健康づくりの啓発・普及 栄養所要量の普及
第2次国民健康づくり対策 (1988(昭和63)年〜) (アクティブ80ヘルスプラン)	1. 生涯を通じる健康づくりの推進 2. 栄養，運動，休養のうち，運動習慣の普及に特に重点を置いた，健康増進事業の推進	○健診，保健指導体制の充実 ○健康づくりの基盤整備等 健康科学センター等 健康運動指導士等の確保 ○健康づくりの啓発・普及 健康文化都市等の整備
21世紀における 国民健康づくり運動 (2000(平成12)年〜) (健康日本21)	1. 生涯を通じる健康づくりの推進 「1次予防」の重視と生活の質の向上 2. 国民の保健医療水準の指標となる具体的目標の設定および評価に基づく健康増進事業の推進 3. 個人の健康づくりを支援する社会環境づくり	○多様な経路による普及啓発 ○各種保健事業の効率的・一体的事業実施の推進 ○地方自治体・関係団体等における取組みの支援 ○推進組織の整備

ヘルスケアシステムの問題点

　国民医療費の高騰（表8.7），治療をうける側の苦痛，高度の先端技術による治療をうけた場合とうけない場合の結果の違いなどから，ヘルスケアシステムの利用が検討されるべきである。と同時に，ヘルスケアシステムを効果的に機能させるためにも，予防としての健康づくり対策がますます重要になってくる（表8.8）。

《設問》
　①ヘルスケアサービスが効果的に機能するにはどのような要因がかかわるか。
　②「心の健康」に関するヘルスケアサービスにはどのようなものがあるか。

《実習》
　あなたの市町村のヘルスケアシステムを，実施されているサービスの資料等を見ながら考察してみよう。

【キーワード】
　高齢者のためのサービス　児童のためのサービス　ヘルスケアの地球規模の対応　健康危機管理　生活習慣病　児童虐待防止　厚生科学　エイズ対策　国民医療費の高騰

第9章

健康教育

　健康教育とは「健康な行動への自発的な適応を促進するあらゆる学習体験」である。健康心理学の実践である健康教育は，図9.1のように3つの決定因との関連で考えていく必要がある。

　健康教育の目標としては以下の点があげられる。
 1. 自分の生活の中で健康の果たす役割を認識し，高めること
 2. 健康問題を解決するためにいろいろな情報を得て，それにより決定した目標を達成するために必要な技術を獲得すること
 3. 日常のさまざまな変化に対して効果的に対応し，自分の健康への責任をもてるようにすること

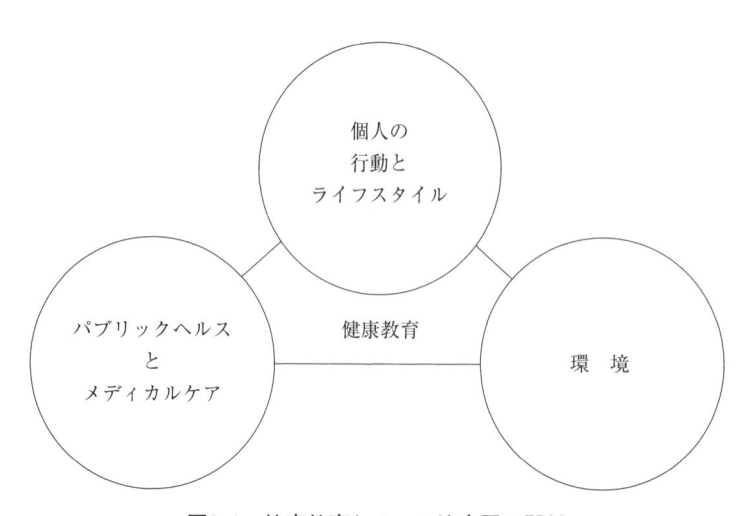

図9.1　健康教育と3つの決定因の関係

1. 各発達段階における健康教育

幼児・児童期における健康教育
⑴ 小児心身症と問題行動の急増
心の歪みやストレスに起因する小児心身症が増加している。そこには，幼児，児童にも心理的ストレスが影響を与えている時代的背景が考えられるが，彼らの処理能力は未発達なため，大人の場合よりも直接的に反応をおこしやすい。

⑵ 全人的健康教育
誰でも成長過程において，心身の健康に関連した問題にぶつかる危険性をも

表9.1 ストレス耐性をもつ子どもの社会的，認知的，感情的，自己からみた行動特徴

社会的
- 人柄がよく，仲間や大人から好かれる
- 親しみやすく，共感的で，他人の考え方を理解する
- 必要なときには，他人を助ける気持ちがある
- クラスで適切な行動をとり，他人の不当な行動に参加しない
- 他人とよく話し合い交流する

認知的
- 自律的に考え，自分で結論がだせる
- 過程を重視し，大切なところはおさえ，必要な技法を選択できる
- 現実吟味の能力があり，論理的な考え方をする
- 計画された行動をとり，状況を客観的にみる
- 問題解決をめざし，原因－結果を考え，多様な選択肢と結果を考える
- 内的統制がとれ，失敗の責任をとれる
- 新しい状況に適応し，創造的に考え，創造力を用いる

感情的
- フラストレーションに耐えることができ，満足感を味わうことを待つことができる
- 情動に耐えることができ，自分の情動を表出することができる
- 楽観的
- ユーモアのセンスがある

自己
- 自分の力量を知っている：成功体験
- 自分を肯定的に守れる：自尊心を保つ
- 被害者になったり，否定的な評判をうけたりしないようにする
- 未来志向をとる
- 愛他精神：成熟した価値体系をもつ
- 特定の関心事や才能をもつ

つが，そこには複雑多岐にわたるストレスが存在する。現在の社会では，大人と同様，子どももストレスを避けて通ることはできなくなっている。病気でも問題行動でも，児童期からの適切な事前介入としての教育を実践すれば，大きな予防の効果をあげることができる。ライフスタイルの基本的なパターンは，小児期から形成されるものである。また，大人の生活習慣病と同様の症状がすでに小児期に散見されるようにもなってきた。子どものストレスが積み重なると学業不振の主な原因となったり，非行へはしるきっかけになったりするものである。しかし，生活上のストレスや苦難に対処しながら，好ましくない状況にもかかわらず，人生を生き生きと過ごしている子どもたちもいる。また，周囲からみればなんでもないようなストレッサーによって簡単に不適応に陥ってしまう子どももいれば，ストレスのレベルが高くても毎日元気で登校している子どももいる。ストレスに耐える力，つまり，ストレス耐性をもつ子どもたちの行動特徴を表9.1に示す。子どもたちがこのような特徴をそなえることができる健康教育が必要であろう。

青少年の健康教育
(1) 思春期の健康問題

この時期は，精神的未熟性による生活の乱れや心の乱れにより，心身の不安定な時期といえる。知能の発達は進んでも，感情の面では情緒不安定な状態にある。また，思春期は身体のイメージの大きな転換期でもあり，身体意識と自己意識をめぐる心的葛藤や不安などが健康問題にかかわってくる。

思春期は自我意識の発達にともなって自己顕示性が強くなる。自己顕示のために，また，劣等感の補償のためにとった行動が健康を害することもでてくる。ダイエットや衣服の問題も栄養障害をひきおこしていく。過食症や神経性食欲不振症としてあらわれる食行動異常も思春期の心理的要因や発達と深くかかわっている。

(2) 思春期の問題行動

思春期に問題となる行動には，喫煙，飲酒，薬物乱用，性行動，非行などがあげられる。

少年非行に関する世論調査（内閣府，2001，2005）では，少年非行の最大の原因（図9.2）をはじめ，少年自身（図9.3），社会環境（図9.4），社会風潮（図9.5）の各要素について，それぞれ問題点があると指摘している。

少年非行の最大の原因としてあげられたのは，家庭環境である（20歳未満63.5％，20歳以上74.3％）。少年自身の問題としては，①忍耐力がなく，我慢ができない，②自分の感情がうまくコントロールできない（すぐキレる），③自己中心的である，④相手の立場や気持ちを理解しない（できない），⑤社会的道徳，規範意識（モラル）に欠けている，⑥甘えの気持ちが強い，⑦生きがいや目標がない，⑧人付き合いがうまくできない，⑨自分の気持ちを他人にうまく伝えられない，⑩投げやりな態度である，などがあげられている。本人が自己コントロールができず，社会全体の規範意識も低下しているとデータは語る。

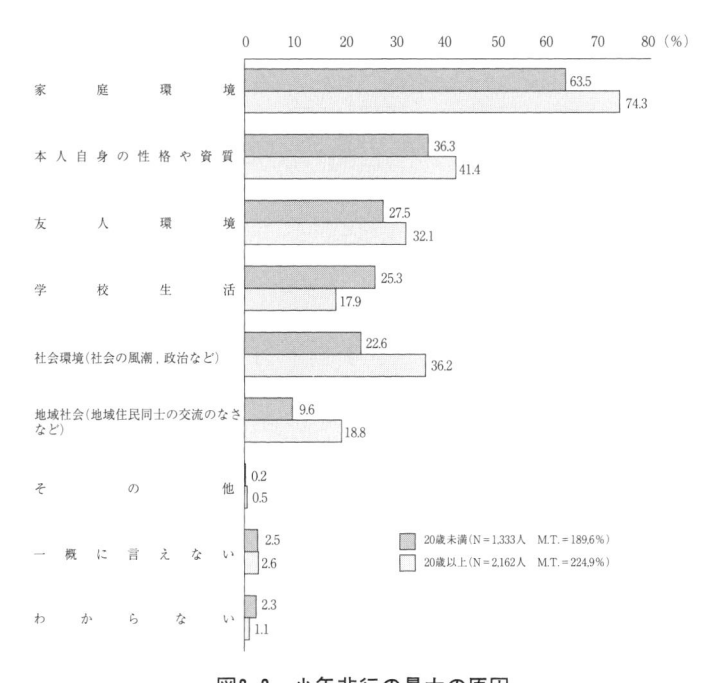

図9.2　少年非行の最大の原因
(内閣府「少年非行問題等に関する世論調査」2001)

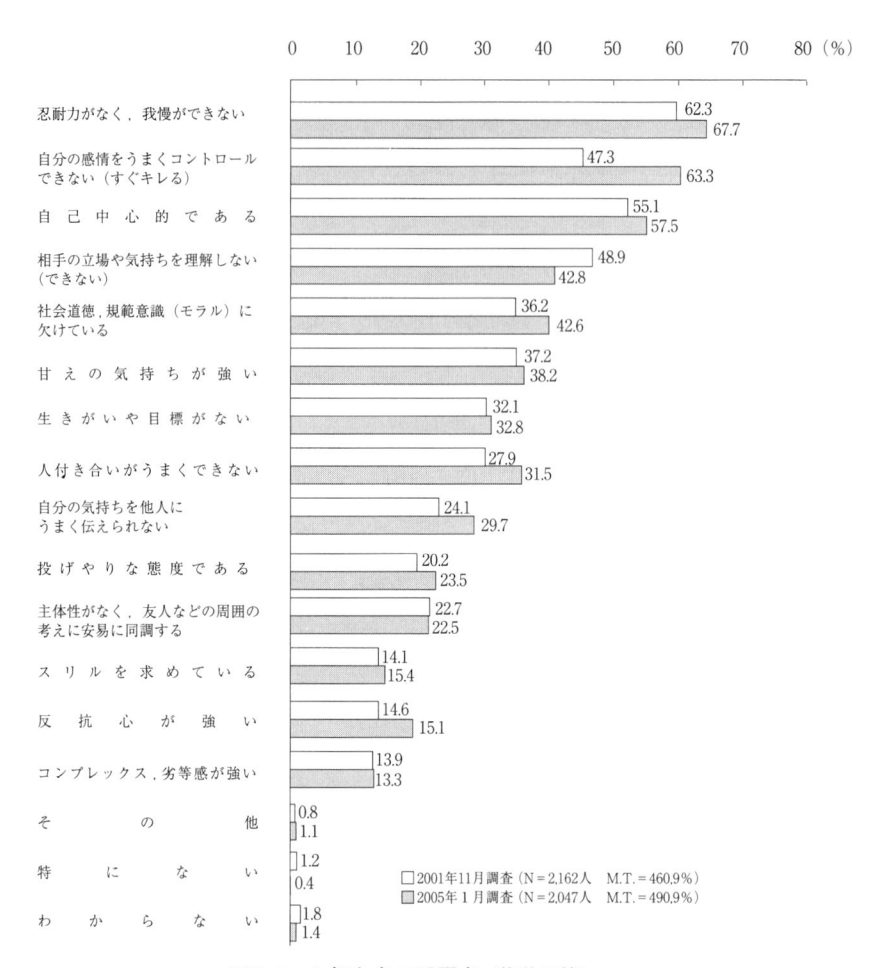

少年自身の問題点	2001年	2005年
忍耐力がなく，我慢ができない	62.3	67.7
自分の感情をうまくコントロールできない（すぐキレる）	47.3	63.3
自己中心的である	55.1	57.5
相手の立場や気持ちを理解しない（できない）	48.9	42.8
社会道徳，規範意識（モラル）に欠けている	36.2	42.6
甘えの気持ちが強い	37.2	38.2
生きがいや目標がない	32.1	32.8
人付き合いがうまくできない	27.9	31.5
自分の気持ちを他人にうまく伝えられない	24.1	29.7
投げやりな態度である	20.2	23.5
主体性がなく，友人などの周囲の考えに安易に同調する	22.7	22.5
スリルを求めている	14.1	15.4
反抗心が強い	14.6	15.1
コンプレックス，劣等感が強い	13.9	13.3
その他	0.8	1.1
特にない	1.2	0.4
わからない	1.8	1.4

2001年11月調査（N＝2,162人　M.T.＝460.9％）
2005年1月調査（N＝2,047人　M.T.＝490.9％）

図9.3　少年自身の問題点（複数回答）
（内閣府「少年非行等に関する世論調査」2005）

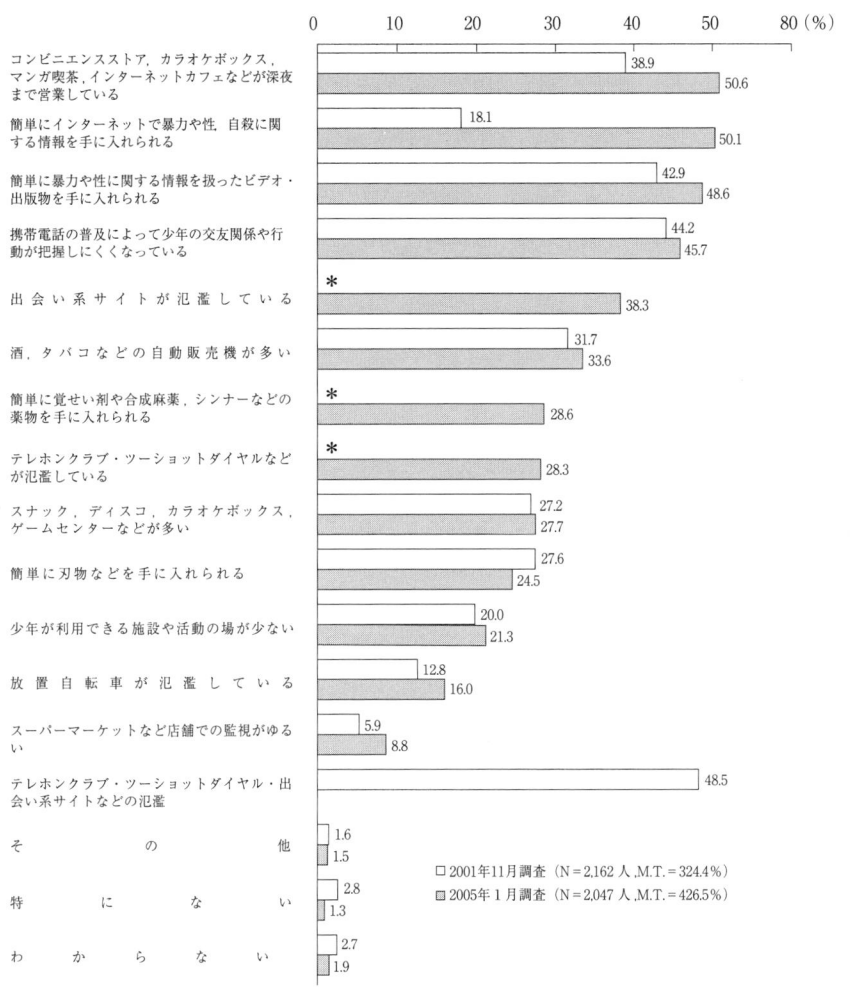

項目	2001年11月	2005年1月
コンビニエンスストア，カラオケボックス，マンガ喫茶，インターネットカフェなどが深夜まで営業している	38.9	50.6
簡単にインターネットで暴力や性，自殺に関する情報を手に入れられる	18.1	50.1
簡単に暴力や性に関する情報を扱ったビデオ・出版物を手に入れられる	42.9	48.6
携帯電話の普及によって少年の交友関係や行動が把握しにくくなっている	44.2	45.7
出会い系サイトが氾濫している*		38.3
酒，タバコなどの自動販売機が多い	31.7	33.6
簡単に覚せい剤や合成麻薬，シンナーなどの薬物を手に入れられる*		28.6
テレホンクラブ・ツーショットダイヤルなどが氾濫している*		28.3
スナック，ディスコ，カラオケボックス，ゲームセンターなどが多い	27.2	27.7
簡単に刃物などを手に入れられる	27.6	24.5
少年が利用できる施設や活動の場が少ない	20.0	21.3
放置自転車が氾濫している	12.8	16.0
スーパーマーケットなど店舗での監視がゆるい	5.9	8.8
テレホンクラブ・ツーショットダイヤル・出会い系サイトなどの氾濫	48.5	
その他	1.6	1.5
特にない	2.8	1.3
わからない	2.7	1.9

□ 2001年11月調査（N=2,162人, M.T.=324.4%）
■ 2005年1月調査（N=2,047人, M.T.=426.5%）

図9.4 社会環境の問題点（複数回答）
（内閣府「少年非行等に関する世論調査」2005）

第9章 健康教育

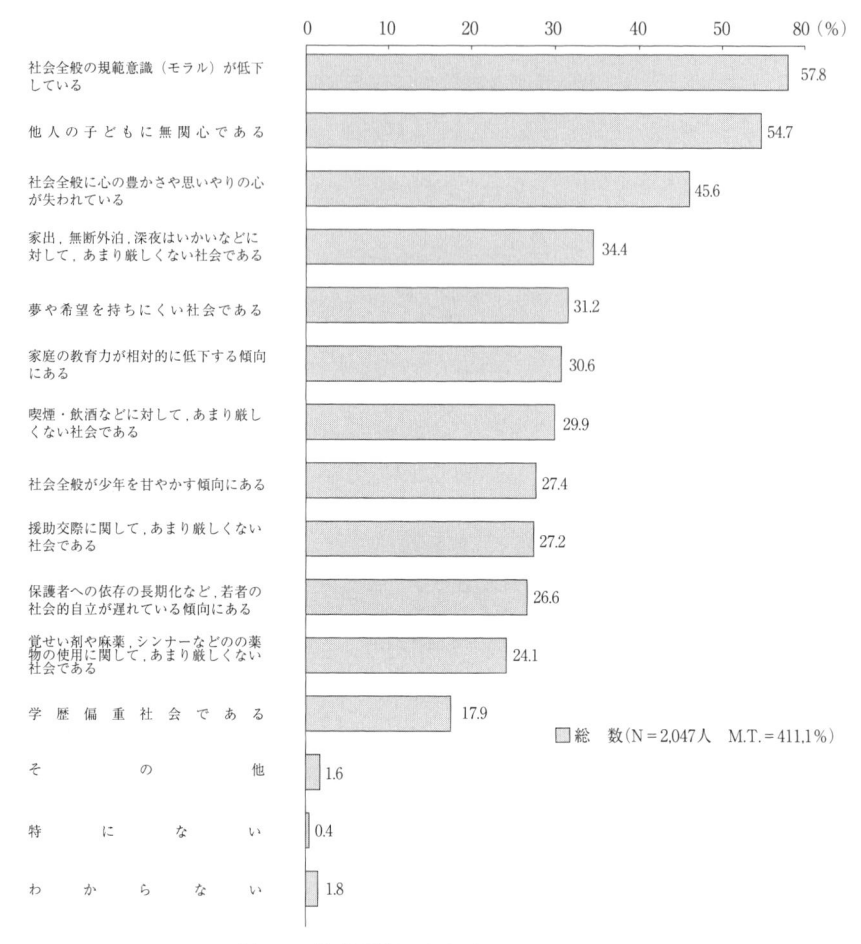

図9.5　社会風潮の問題点（複数回答）
（内閣府「少年非行等に関する世論調査」2005）

項目	%
社会全般の規範意識（モラル）が低下している	57.8
他人の子どもに無関心である	54.7
社会全般に心の豊かさや思いやりの心が失われている	45.6
家出，無断外泊，深夜はいかいなどに対して，あまり厳しくない社会である	34.4
夢や希望を持ちにくい社会である	31.2
家庭の教育力が相対的に低下する傾向にある	30.6
喫煙・飲酒などに対して，あまり厳しくない社会である	29.9
社会全般が少年を甘やかす傾向にある	27.4
援助交際に関して，あまり厳しくない社会である	27.2
保護者への依存の長期化など，若者の社会的自立が遅れている傾向にある	26.6
覚せい剤や麻薬，シンナーなどの薬物の使用に関して，あまり厳しくない社会である	24.1
学歴偏重社会である	17.9
その他	1.6
特にない	0.4
わからない	1.8

総数（N=2,047人　M.T.=411.1%）

中年期の健康教育

(1) 中年期

　中年期の健康に関する危険因子には，生活習慣病の予防（第6章参照）としてあげられることがらが重なっている。また，エリクソンの心理社会的発達の段階やハヴィガーストの課題（第2章　表2.4, 2.5参照）などを効果的に達成

していくことが健康教育に含まれる。さらに，仕事と家庭の問題に追われてきた人たちが心身両面で老年期を迎える準備をするときである。

(2) **中年期の健康教育プログラム**

中年期は，自己の確立後に社会に出て活動するときである。環境や状況との関係に気づき，肯定的あるいは否定的なフィードバックをうけながら主体性を発揮していくときである。うける圧力の強さによっては，葛藤が生じてくるために，適切な調整が必要になってくる。中年期は，ストレスマネジメントが最も重要になる年齢である。以下に，ストレスマネジメントのプログラムにとりあげられている項目をあげる。

① 上手な睡眠法
② 一日の生活リズムを整えるためのライフスタイルの点検
③ リラクセーションテクニックの習得
④ 主張訓練法
⑤ 思考中断法
⑥ 理性感情行動療法（REBT）によるビリーフの変え方

高齢期の健康教育

(1) **高齢期**

高齢期には，身体・生理機能の低下にともなっていろいろな身体的，心理的，社会的な影響をうけ，生活や行動に変化がおきる。活力や体力の減退，健康度の低下にともなう自信の欠如や不安，情報のとり入れ不足による判断からの過信や固執，慢性疾患の増大，精神的機能の低下，経済的衰退などがあげられる。

(2) **高齢期の健康教育プログラム**

高齢化社会をむかえて，高齢者のための介護や看護のための施策を充実していくことはもちろん大切なことであるが，高齢者が過度の依存心をもたずに，自分のもてる力を最大限に発揮して人生を生き生きと過ごしていけるような，健康教育プログラムが必要である。個人そしてコミュニティのグループとして行うための，高齢者のためのプログラムが望ましい。

また，健康教育の1つの方法であるカウンセリングについて山本多喜司(1996)は，自分の人生を回顧することによって過去を再評価して人格の統合をはかることを目的とするライフレビューカウンセリングの意義を強調している。

2. 各生活の場における健康教育

学校における健康教育
(1) 学校における健康教育
　学校における健康教育は，児童生徒の，現在そして将来の健康な生活活動に役立つような，自発的な適応行動を促進するような学習経験を積み重ねてゆくことである。健康教育の目標は，次のような3つの項目に要約される。
① 1人ひとりの生徒が，自らの日常生活での，健康の役割や効果というものを，十分に自覚していくことができるようにしていく。
② 生徒が，自分自身で考え，目標を立てて，自分の健康問題を解決していくことのできるような知識と技能を習得させる。
③ 生徒が自分の健康問題に有能に対処し，そして自分の健康行動に責任をもつことができるようにしていく。
　目標達成のためには以下の授業内容が提案される。
① 成長と発達
② 食物と栄養
③ 感情と情動面での精神衛生
④ 習慣性の薬物とその乱用
⑤ 生徒1人ひとりの保健衛生
⑥ 病気の予防とコントロール
⑦ 安全と事故対策
⑧ 家族計画と性教育
⑨ 食品や一般生活物質の消費者としての人びととの健康面での問題
⑩ 各地域社会での環境衛生
　以上のような項目からなる授業内容を，学校教育の場でどれだけ生徒たちが

マスターするかによって,やがてこれらの生徒たちが成人したときに,日常生活での健康度の内容が大きく左右されることになる。

このような効果を導く基本的な考え方は,バンデューラの「社会的学習理論」の相互規定関係の原理に基づくものであって,児童生徒の健康行動というものが,「認知:1人ひとりの生徒の理解と判断」,「行動:日常生活のしかた」,「環境:まわりの人たちからの影響」という要因の不断の相互作用によって,決まるというものである。

(2) 学校における健康教育プログラム

学校における健康教育プログラムは,①授業によるもの,②管理,ルールづくり,実践,催し物などによるもの,③両親への働きかけ(介入)を通して行われるもの,からなっている。

プログラムの内容は,基本的な枠組みは共通しているが,低学年から高学年に上がっていくにつれ,それぞれの学年の発達段階での特徴(課題,理解力,興味)にあった要素を加えながら発展していく。"learning by doing"というそのストラテジーをよく示している授業中の活動内容(国連附属国際学校NYの健康教育プログラム)を以下に紹介する。

① グループ・ディスカッション

自分で自分の問題を解決していく,ブレイン・ストーミング,サイコドラマ,ロールプレイングなどで明確に自分の考えを表現していく。

② 自己評価

食習慣や感情の表現のしかたなどの健康にかかわる自分の行動の長所や短所を,質問表などを用いて評定していくことにより自己理解を深めていく。

③ 授業で発表する

いくつかのグループに分かれて,それぞれが自分たちの判断で調べたり集めたりしてきた健康に関する知識や情報を授業で発表することにより,日頃関心をもっている個々の健康問題についてさらに深く理解していく。

④ パネル・ディスカッション

健康に関するテーマをとり上げて,賛成,反対の意見に分かれて討論を行い,自分の考えを調整したり,意見をかわしたりすることができるようにしていく。

⑤　健康な生活習慣を導くためのモデリングと技能訓練

それぞれの課題を遂行していくモデルたちの様子をよく観察し，自分でも実際にやってみて，必要な技能を十分にマスターできるようになるまで練習を積み重ねていく。バンデューラのモデリングの理論に基づいている。

⑥　現場見学

地域社会で主要な役割を果たしている健康にかかわる施設，たとえば病院や診療所，食品会社や加工工場などを訪れて見聞を広め，実物に直接に接して，学校で学んだことを現実のものにしていく。

⑦　健康に関する催しもの

「健康フェア」の実施。生徒たちは自発的にグループをつくり，自分たちが日頃から関心をもっているテーマについて調べ，さまざまな趣向をこらしてその成果を発表しあい，賞を競う。教職員や親も招待されるこの催しものを通して，生徒たちの「自己効力感」が高まっていき，将来健康な成人として人生を謳歌するための基盤ができてくる。

職場における健康教育

⑴　健康な職場生活

ストレス解消のための飲酒からアルコール依存になった人，禁煙が困難なたばこ依存者，気分がうつうつとすぐれない人，あるいは住居に不満をもつ人などさまざまであるが，これらの人びとはとくに病原菌に侵されているわけでもなく，入院する必要があるわけでもない。社会的な活動を行っているにもかかわらず，健康ではないのである。ライフスタイルや環境が不健康をもたらす，つまり，食習慣，喫煙，飲酒，通勤，マイホーム，会社の仕事などが人びとの健康に影響を与えるようになってきているのは明らかである。

健康な職場とはどのような職場であろうか。山田雄一（1995）は，次のように述べている。産業災害や事故のない，そして，職業病のない安全な職場であるのはもちろんであるが，それに加えて，雇用調整の不安のない職場であること，さらには，職務満足感の得られる職場であることである。職場生活での満足感に大きくかかわるものとして，仕事のやりがいと人間関係があげられる。仕事への有能感を求める動機，自尊心を求める動機，親和関係を求める動機な

どが行動をおこす源泉となる。

　　仕事への動機水準＝自己効力期待×努力・業績期待×業績・結果期待

　自己効力期待：自分にはこのようなことができるだろうか
　努力・業績期待：どれだけ努力すれば，どれだけ業績をあげられるか
　業績・結果期待：どれだけ業績をあげれば，どのような結果が待ちうけてい
　　　　　　　　るか
　以上のことがマネジメントの問題として考えられる。次に，職場の人間関係を良好に保つために，人間理解のためのコミュニケーション理論やカウンセリングの理論の適用が考えられる（第11章参照）。

(2) 職場の健康教育プログラム
(1) 人は資産
　企業の最も大切な資源は人である。企業で働く人の健康が企業の活力，源泉である。最も高価で複雑な「資源」とも「資産」ともいえる人間に対して，企業はどのような予防保全の方針をとっているだろうか。
　現行の制度は，従業員が必要なとき適正な医療をうけられるように高額な健康保険金を支給しているが，この制度は発病後の病気のみを対象としたものである。設備機器は定期的な保全点検を行ってその寿命をのばし，作業効率を向上させねばならない。同様に，企業で働く人びとの作業能率，意欲，満足度，寿命も，そうした予防保全的な努力によって強めることができると考えられるのである。
　産業界で働くということは，代価を得ると同時に働く人が自己実現しながら，人と人の心のふれあいをもつ行動である。そして，組織化，機械化されたビジネス社会で働かされていると思っても，結局，人びとは自ら働き自ら行動しているわけである。企業の中の問題といえども，究極的には個人の問題としてうけとめざるを得ないだろうし，また個人の問題は企業のかかえる問題ともなり得る。
　ここで，生産性の向上や利益の追求という企業原理と，企業の構成員である

従業員の心と身体の健康を重要視した政策を共存させるための負担を,「コスト」として支払う必要がでてきた。健康増進プログラムの登場である。
　(2)　健康増進管理者の職務と経営者の役割
　従業員の健康増進,疾病予防を担当する健康増進管理者の職務は次のとおりである。
　① 従業員が健康に対してどのような要望・ニーズをもっているか,ニーズを把握する。
　② 当該企業のあらゆる資源を分析する。
　③ 健康増進プログラムを策定し,目標を明確化し,業務計画・予算をたてる。
　④ プログラムの有効性評価のための評価基準の策定をする。
　⑤ 従業員健康増進委員会の創設,健康増進,マーケティングの展開,企業内既存部署の活用,協力組織の選定などを通してプログラムを実施する。
　⑥ 健康行動を展開するため従業員の行動変容を援助する。
　そして,その結果プログラムがもたらす利益として少なくとも次のものが含まれる。
　① プログラムに対する従業員の満足
　② 従業員のモラール（morale：士気,勤労意欲）と職務満足感の向上
　③ 生産性の向上
　④ 従業員の退職率の低下
　⑤ 新規採用の容易化
　⑥ 直接経費の節減
　　　ａ．ヘルスケア経費の削減　ｂ．損害保険料と労働災害補償金の削減　ｃ．欠勤と遅刻にかかわる経費の削減,残業費の削減　ｄ．喫煙に関しては火災保険料の節減,および冷暖房・換気装置の損耗度の低下
　健康増進管理者の第一の責任は,新しい健康増進政策に必要なことやその策定や実践のしかたを最終的に決定する立場の人びとに助言をすることであろう。
　(3)　「組織介入と健康」の事例
　職場の健康増進プログラムは,従来の医学の範囲を超えた専門的な意見や論理を必要としている。心理学,社会学,経営学など,隣接学問分野も含めて人間の行動習慣と健康を考える健康心理学や,その実践の健康教育がこういった

プログラムの基盤となる。

　〔例　1〕
　スウェーデンの自動車メーカー・ボルボ社が行った研究が成功例としてよくあげられるが，それによると，心理社会的労働環境と医学的症状を分析した結果，心理的ストレスや職務満足感などさまざまな局面での関連があった。たとえば，仕事について強い影響力をもっている従業員は，出社するのが楽しいし仕事に興味をもっているが，低い影響力しかもっていない従業員は逆の効果を示した。加えて，たくさんの医学的症状や心理的ストレス，そして仕事への低い満足感も確認された。
　こうして得た情報をもとに，同社では物理的・心理社会的な労働環境を修正する方向へと，次のような変化に向けて企業努力を傾けていった。従業員一般にかかわるものとして以下があげられる。
① 個人の仕事・課題の変化
② 職業訓練
③ 仕事のローテーション
④ 職務の再編成と再構築
⑤ 仕事のグループの再編成

ホワイトカラー労働者に向けたものとしては，次のようなものがあげられる。
① オフィスと工場両方のレイアウトの改装と変更
② 健康増進管理者の交替
③ 管理形態の変更
④ 健康増進管理者・担当者に対する労働組合の態度の変容
⑤ 仕事の効率を改善するためのコンピューターの導入
⑥ 組織の変容を通して顧客と従業員との個人的な接触を増進
⑦ チームワークの導入
⑧ 禁煙キャンペーン

　これらの変化には，職場の物理的な修正だけでなく，心理社会的な労働環境の修正も含まれていることに留意したい。健康増進管理者の交替，管理形態，組織変容，チームワークなどがそれである。禁煙キャンペーンの導入ですら，組織レベルでの変容をなす要素となる。

こういった変化が実施されてから，2年後に「抑うつや頭痛のような心身症の症状が劇的に減少し，また胃腸疾患や心理問題の発生率の低下，事実上の禁煙，仕事のストレスの低減」の現象が報告された。さらに仕事量，仕事の速度，顧客の要求の取り扱いなどに改善がみられた。最も重要なことは，この現象に関心を示した従業員の間で全社的に意欲が高まり，その結果，同社の利益が増大したことである。

　ボルボ社でなされた試みが示しているのは，健康状態は組織の心理社会的風土の様相によって生み出されるものであり，この風土を修正することは健康や生産性を改善し，医療費の減少につながるということである。

〔例　2〕

　アメリカの電話会社AT&Tのトータル・ライフ・コンセプトのプログラムは，当初，同社の組織再編成によって生じる混乱に対処するための援助策として提案されたものであったが，従業員の健康的なライフスタイルを創出するための総合的なプログラムとなった。

　まず，オリエンテーションでは，健康の意味，健康に影響のある行動や危険因子などについての考え方を理解し，そのプログラムの活動内容を把握し，健康危険度評価（Health Risk Appraisal：HRA）を実施する。HRAには，血圧，コレステロール，高リポ蛋白質等の数値の測定が含まれる。次のミーティングでは，個人の健康のための長期行動変容計画を立てるようにすすめられる。この間，参加者に提供されるプログラムには，ストレスマネジメント，禁煙，フィットネス，体重コントロール，対人関係のトレーニングなどさまざまなものがある。継続的に実施されたプログラムの効果は，同社の従業員の心臓発作だけでも10年間に374件も減少したという報告にあらわれている。

医療の場における健康教育

(1) 医療の場の「健康」のとらえ方

　医療は身体のみに焦点をあててきた。科学的技術や知識が進歩するのにともなってますます身体の部分や要素に限局し，その結果，医療者の目が患者に向けられなくなってきた。「病気を診て病人を診ない」という批判と反省の声が

あがる。それに平行して，健康問題にライフスタイル，行動，環境の果たす役割が認識されるようになってきた。さらに，認知や情動と身体内の変化とを結びつけたストレスの概念，患者－医療者関係，インフォームド・コンセント，病名告知，ターミナルケア，そして医療におけるコミュニケーションのあり方などに関して心理学的アプローチの必要性が高まってきたといえる(第1章参照)。

(2) 医療の場の健康教育の課題

生活習慣病や慢性疾患がますます増加していく現代に，医療の場での課題も医療技術や医療者だけではなく，患者，患者－医療者関係，さらに社会に焦点をあてたものになってきた。この視点から，健康心理学で重要な概念を以下に述べる。

① インフォームド・コンセント (informed consent)

患者を1人の人間として尊重する姿勢が基本となる。欧米では，1947年の「ニュールンベルグ綱領」から「ヘルシンキ宣言」を経て，患者の権利が，医療者，患者双方に明確にうけとめられる努力がなされてきたが，日本では，1980年代半ばになってやっと生命倫理の観点から一般に関心がもたれてきた。インフォームド・コンセントとは，「説明と同意」と訳されている。医療者が患者に正確な医療情報を提供し，その情報を患者と共有し，両者のコミュニケーションによって共同の意思決定を行うことである。情報の提供とは，病名と現状，治療の方法，その危険度，他の治療法の選択肢，予後などの真実を伝えることである。

インフォームド・コンセントを実際に実践するときに，たとえば，がんの患者であった場合，がんという病名告知の適否に関しても，患者の受容能力，医師－患者関係，告知後の精神的ケアなどさまざまな問題を考慮する必要がある。

② クオリティ・オブ・ライフ (Quality of Life)

人の生活，環境，身体的状態，心理状態，社会的人間関係などの諸側面がどのようであるか，その質をいう。主観的，客観的な質であるので，そこには個人の価値観が含まれる。ライフを生活とも，生命ともとることができる。

医療の場でこの対象となるのは，がん，心疾患，脳卒中，腎疾患などの慢性

疾患や手術や化学療法などである。

　クオリティ・オブ・ライフ（以下QOLと略す）の測定の指標として，活動性，自律・自立度，健康状態，ソーシャルサポート，態度，人生の目標の達成，自己満足感，抑うつ傾向，心理的防衛機制などがあげられる。

　健康教育の最終的な社会的診断の目標はQOLを指標としている（第3章のプリシード・プロシードモデル参照）。

　③　コンプライアンス（compliance）

　医療従事者が患者に指示したことがどの程度守られているかということを指している。食生活の注意を守っているか，投薬された薬を指示どおり服用しているかなどのコンプライアンス行動は，患者－医療者関係にも影響される。コンプライアンスは単に医療者への服従を意味するものではなく，患者のセルフケア行動の強化を基盤として考えられているものである。コンプライアンスのよい患者は，病識があり，自分の健康管理に関心があり，医者を信頼し治療意欲がある。これに対して指示された受診や薬の服用も守らないような状態を，ノンコンプライアンスという。病気の知識がない，治療意欲が低い，意志薄弱あるいは頑固，医療者への不信などの特徴が指摘されている。

　④　バーンアウト（burnout syndrome）

　1970年代の半ばに米国で，医療従業者が身体的，精神的に消耗してしまう状態が問題となった。日本でも注目され，燃えつき症候群と訳されている。「長期間，人を援助する過程で過度に心的エネルギーを要求され，その結果，極度の心身の疲労に陥り，愛情の枯渇，良心や思いやりの欠如，自己卑下などをともなう状態」と定義されている。

　職場での人間関係などからおきるストレス反応の1つとして，持続的なストレスに対処できず，意欲や興味が急速に衰えたときにあらわれる心身の症状にもあてはめられる。

　⑤　ターミナルケア（care of the dying patient）

　終末期医療ともいわれる。回復の見込みのない疾患で遠くない将来に死が予想される患者とその家族に対して，身体的，精神的，社会的苦痛を軽減し，最期まで人間としてよりよく生きぬくことができるように支援する医療，看護，介護のことをいう。ターミナルステージの患者は，不安，悲しみ，未解決の問

題などを抱え，痛みと苦痛の中にいることが多い。ホスピスでは，身体的苦痛を最大限とりのぞくことによって患者と家族の QOL を維持することに力を注いでいる。

⑥　セカンドオピニオン（second opinion）

アメリカの医療制度で注目されるのは，セカンドオピニオン制度である。ある医師による診断や治療内容について，患者が悩んだり納得のいかないときに，他の医師に助言を求める制度である。日本では主治医に告げずに行わざるを得ない状況であったが，日本でもしだいにこうした制度の存在が承認され，オープンに行われるようになってきた。この制度が定着していけば，患者の心理的な動揺や不安や抵抗も低減すると思われる。

コミュニティにおける健康教育

(1) コミュニティ介入のアプローチ

健康問題に関して，クリニックや病院だけではなく，コミュニティのレベルから介入していくことが考えだされたことは，画期的なことであった。未来の健康問題へのさまざまなかかわり，いわゆるヘルスケアが，コミュニティに根ざしたプログラムで動くことになる。目標は，人びとに，より健康的なライフスタイルを採用しようとする動機づけをすることと，そのライフスタイルを維持していきやすいように環境を変えていくことである。

以下に，コミュニティ介入のアプローチの概念と，住んでいる環境を変えていくことで危険行動を変容していくことができるかをテーマとして述べる。

(2) めざすもの

① 社会全体のライフスタイルの変革のために，環境破壊の防止のために，疾患をひきおこさないですむような社会を築くために，医療の場，医療関係者からの提言や啓蒙活動が必要である。

② 疾患の予防と健康管理のための教育，不調を感じたときに，適切なときに適切な医療機関を受診するための，一般市民に対する教育が必要である。そのためには，情報システムが効果的に働いているかどうかが結果を左右する。また，そのシステムは情報を提供するだけではなく地域住民からの

医療ニーズを吸い上げるものとならねばならない。
③　世論形成への働きかけも大切である。高度な，あるいは過剰な医療サービスが必要なのかどうか，インフォームド・コンセントの問題，生命倫理に関する問題など，社会的コンセンサスが得られねばならない。

⑶　コミュニティ介入プログラムの理論

コミュニティの健康増進をめざすアプローチのすべての指針となる1つの理論はないが，プリシード・プロシードモデル（第3章参照）をはじめとして現存の多くのプログラムは，介入に際して以下の理論やモデルを用いている。主に健康心理学と公衆衛生学のストラテジーが使われている。

①　社会的認知理論（Social Cognitive Theory）

バンデューラの，行動への社会的，認知的，環境的影響に関する理論。すべてのプログラムは，(a)行動変容，(b)メディアでの教育や一対一の教育による自己管理の原則と方法に焦点をあてている。

②　地域行動変容の枠組み

　　（The Communication-Behavior Change Framework）

伝えるメッセージやプログラムをつくるために，学習のプロセスにおける段階が示されている。行動を変えたくても変える方法を知らない人が多いものである。したがって，知識や動機を強調するよりもスキルの訓練を重要視している（第3章参照）。

③　社会的マーケティングの枠組み

　　（The Social Marketing Framework）

マーケティングの原理と技法を用いる。目標は，生産物を売るのではなく社会変化を生み出すためである。基本的な考え方である4つのP（product, promotion, place, price）がコミュニティの健康増進のために適用される。

(a)　コミュニティのプログラムでは，どのようなサービスやもの（product）が適切なものとして受け入れられるか決める（たとえば，低脂肪食品の料理本，職場の体操のグループづくりなど）。

(b)　マスメディア，口コミ，催し物などで適切な奨励や販売促進（promotion）をしていく。

(c) 健康教育の資料や物を配布するために，図書館，スーパーマーケット，職場，学校など，適切な場所（place）をみつける。
(d) プログラムの成功には，金銭的なコストだけではなく，時間や便利さも価格（price）として考慮することが必要である（たとえば，達成までに時間がかかりすぎる，家や職場から遠い場所で行われているなど）。

④ コミュニティ組織の枠組み
（The Community Organization Framework）
コミュニティにつくられる組織が，社会構造や資源を有効に利用して健康問題について，その目標を達成していく。健康増進に関して，組織は以下のような役割をもつ。
(a) マスメディアによる影響や効果を増大していく。
(b) 相互に連絡をとりあうことによって，健康問題について他のプログラムの効果を増加していく。
(c) 教育的プログラムの配布を拡大する。
(d) プログラムの長期的な提供者や後援者となる。
(e) 健康増進にコミットする新しい組織をつくっていく。

⑤ 社会的生態学の枠組み（The Social Ecology Framework）
社会的生態学の考え方でコミュニティの健康増進に貢献していく。特定の健康行動に影響を与える物理的，社会的環境要因を注意深く分析することによって，健康増進のための環境の変化を導いていく。

(4) 健康増進プログラム

以下にコミュニティ介入研究の主要なものをあげる。
① ノースカレリア・プロジェクト（The North Karelia Project）
心疾患による死亡率が最も高いとされたフィンランドのノースカレリア地方で，1972年にコミュニティのすべての部門を総動員して開始されたプログラムである。低脂料理教室の開設，低脂肪食品の開発依頼，「心臓を健康にするライフスタイル」の授業，職場での「禁煙クラス」などが考えられた。5年後に心血管系疾患は男性17％，女性11％の減少がみられ，その傾向は10年間維持された。

② スタンフォード大学の3都市の研究
（The Stanford Three-Community Study）

ノースカレリアのプロジェクトと同時期に，スタンフォード大学の研究者が，CVD（cardiovascular disease；心血管系疾患）の減少に対するマスメディアのプログラムの効果を北カリフォルニアの3つの都市で調査した。①喫煙，動物性脂肪摂取，運動習慣について，テレビやラジオ広告，印刷配布物，新聞コラムなどのマスメディアによるキャンペーンを行う。②①の都市のキャンペーンに加えて，CVDの危険性の高い人に個人指導の行動変容プログラムが加えられた。③コントロール群として危険因子のアセスメントのみを行った。3つの都市の研究結果から，コミュニティへの介入法によりCVDの危険率が減少し，予防に大きな効果をもつことが明らかになった。

①，②の肯定的な結果は，世界各地での大規模なプロジェクトの開発と施行を促進させることとなり，スタンフォード5都市プロジェクト（The Stanford Five-City Project）やミネソタ心臓健康プログラム（The Minnesota Heart Health Program）などが開発された。

《設問》
　①各発達段階における健康教育にはどのようなものがあるか。
　②各生活の場における健康教育にはどのようなものがあるか。
《実習》
　今日の社会問題に対応する健康教育プログラムを作成しよう（禁煙等）。
【キーワード】
　インフォームド・コンセント　クオリティ・オブ・ライフ　コンプライアンス　バーンアウト　ターミナルケア　セカンドオピニオン　発達段階　学校　learning by doing　職場　健康増進プログラム　コミュニティ介入プログラム

第10章

健康心理学で用いるアセスメント

1. アセスメント（assessment）

アセスメントの対象
アセスメントとは，査定ともいわれ，一定の目標基準への到達を予測するための全人的，総合的な測定法を意味する。健康行動に関してアセスメントを行う対象は，以下のように分けられる。

① 健康の維持，増進にかかわる行動……知識，価値観，ストレス対処行動などを知るために行う。

② 予測される健康上の障害……特定の疾患に対して発症の可能性を調べるために行う。

③ 現在の健康状態……現在健康上の問題をもっている者のスクリーニングや診断のために行う。

アセスメントの方法
アセスメントの方法は主として以下の4種類に分けられる。

① 観察法……行動，態度，表情などから観察する。
　(a) 自然観察法……日常のあらゆる場面で行われる。
　(b) 実験的観察法……特殊な場面を設定して行われる。
　(c) 参加観察法……観察者自身がメンバーとして集団行動に参加しながら観察する。
② 面接法……個人面接，集団面接がある。
　(a) 非構造化面接……質問の要旨を説明した後，自由に回答させる。

(b)　構造化面接……一定の順序に従って質問を行う。
③　調査法
　(a)　面接調査法……対面調査, 電話面接調査
　(b)　質問紙調査法……一定の順序に配列された質問に筆答する。
④　検査法……一定の検査用具, 検査用紙を一定の手続きに従って提示し, 回答を求める。
　(a)　質問紙検査法……多数の質問項目からなり, 所定の形式に従って回答する。自己報告法が多いので, 意図的な虚偽の回答を防ぐために, 強制選択法や虚構尺度によって回答傾向をチェックしている。
　(b)　投影法……あいまいな刺激に対して自由に反応する方法であり, 回答の歪みは生じにくい。しかし, 回答を機械的に採点することはできないので, 採点, 解釈には熟練が必要である。

2. 評価（evaluation）

　評価は, 測定とは異なり, その結果を解釈し判断することを含んでいる。評価には価値判断をともなう。したがって, 何のために評価するかという目標をはっきりとしておくことが重要である。
① 相対的評価……個人を所属する集団を基準として位置づける。
② 絶対的評価……他者との比較でなく, 定められた基準に照らして判断する。
③ 主観的評価……基準が客観的なものでない場合。
④ 個人内評価……個人の中で他の特性との比較をしたり, 同じ特性を時系列的に比較をする。

3. 種々のアセスメント

日本でよく用いられているアセスメント
⑴ ストレスとストレス対処
① 社会的再適応尺度（SRE：Holmes & Rahe）（第4章参照）
② 対処様式測定法（WCQ：Lazarus & Falkman）

⑵ 不　　安
① 顕在性不安尺度（MAS：Taylor, J. A.）
② 状態・特性不安検査（STAI：Spielberger, C. D.）

⑶ 神経症ほか
① モーズレイ性格検査（MPI：Eysenck, H. J.）
② ミネソタ多面人格検査（MMPI：Hathaway & McKinley）
③ コーネル・メディカル・インデックス（CMI：Brodman et al.）
④ 精神健康調査表（GHQ：Goldberg, D. P.）

⑷ タイプA行動
① 構造化面接（SI：Friedman & Rosenman）
② ジェンキンス・アクティビティ・サーベイ（JAS：Jenkins, C. D.）
③ 児童健康質問紙（MYTH：Matthews & Angulo）

健康心理学用の分野に関連する測定法
⑴ 痛　み
痛みの調査票

	非常に反対	反対	やや反対	やや賛成	賛成	非常に賛成
	1	2	3	4	5	6
1. もし自分自身の管理がいきとどいていれば，痛みを避けることができる。						
2. 今後私が痛みを感じるかどうかは医者次第だ。						
3. 痛みを感じるときは，いつでも私の行動に原因がある。						

(2) ストレス，情動，出来事
精神健康調査票（GHQ-12）

あなたは最近……

1. 何かしていることに集中できますか？	普段よりもできる	普段と同じ	普段より少ない	普段より非常に少ない
2. 心配で眠れないことがありますか？	全然ない	普段と同じ	普段より多い	普段より非常に多い
3. 有用な役割をもっていると感じていますか？	普段よりも感じている	普段と同じ	普段より少し役立っていない	普段よりかなり役立っていない
4. 物事を決定する能力があると感じていますか？	普段よりも感じている	普段と同じ	普段よりも少し感じていない	普段よりかなり感じていない

⋮

(3) 対　処
がん精神適応スケール（MAC）

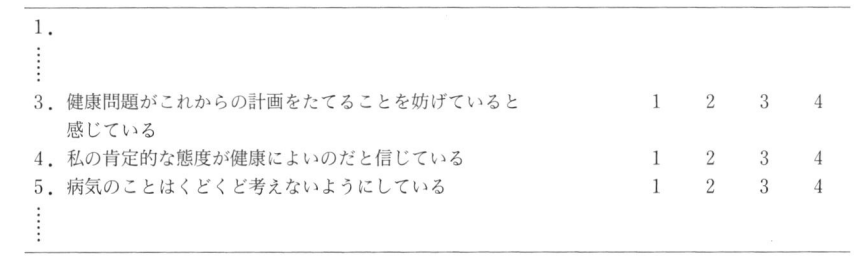

1.
⋮
3. 健康問題がこれからの計画をたてることを妨げていると感じている	1	2	3	4
4. 私の肯定的な態度が健康によいのだと信じている	1	2	3	4
5. 病気のことはくどくど考えないようにしている	1	2	3	4

⋮

(4) ソーシャルサポート
ソーシャルサポート調査票（SSQ6）

あなたが得ているサポートにどのくらい満足しているか，下のスケールのあてはまるところに○をつけなさい。

6	5	4	3	2	1
非常に満足	かなり満足	少し満足	少し不満	かなり不満	非常に不満

質問に関するサポートを得ていないときには，「なし」に○をつけて，さらに満足度もつけて下さい。回答は秘守されます。

⑸ 健康状態とクオリティ・オブ・ライフ
疾病受容スケール

1.
⋮
3. 病気は私を役にたたない者という気分にさせる。
   非常に賛成　　　1　　　2　　　3　　　4　　　5　　　非常に反対
4. 病気であることは思った以上に他人に依存的になるものだ。
   非常に賛成　　　1　　　2　　　3　　　4　　　5　　　非常に反対
5. 私の病気は家族や友人にとって重荷であろうと思う。
   非常に賛成　　　1　　　2　　　3　　　4　　　5　　　非常に反対
⋮

⑹ 病気，症状，障害，回復
機能限界プロフィール

⋮
9. 階段はゆっくり昇り降りする。たとえば1段ずつまたは途中で休みながら。　□
10. 階段は全然利用しない　□
11. 歩行柵，杖，壁づたい，家具につかまりながら歩いている。　□
12. さらにゆっくりと歩くようにしている。　□
⋮

⑺ 期待，ヘルスケアの評価
医療への態度スケール

	非常に反対					非常に賛成
17. 私は医療関係の人を好かない。	1	2	3	4	5	6
18. ほとんどの医療的検査や調査は特定の目的のためよりもむしろ機械的な手順として行われている。	1	2	3	4	5	6
19. 医学は人にとって最高の職業だ。	1	2	3	4	5	6
⋮

(8) 個人差
フラミンガム怒り測定

II 怒り抑制	非常にそうである	ときどきそうである	全然違う
6. 何事も起こらなかったようにふるまおうとした。	□	□	□
7. 自分の中におさめて周囲にあらわさなかった。	□	□	□

(9) 因果関係とビリーフのコントロール
自己効力スケール

	全然違う	ほとんど違う	かなりあたっている	まったくそのとおり
1. 一生懸命にやれば, 私はいつでもむずかしい問題を解決することができる。	1	2	3	4
2. 誰か妨害する人がいても, 私はやりたいことを達成する手段をみつけることができる。	1	2	3	4
3. 目標をめざし, 目的を達成することは私にとってたやすいことである。	1	2	3	4

多面的ヘルス・ローカス・オブ・コントロールスケール

	非常に反対	ほとんど反対	少し反対	少し賛成	かなり賛成	非常に賛成
1. 病気のときに, はやく回復するかどうかは私自身の行動にかかっている。	1	2	3	4	5	6
2. 私が何をするかに関係なく, 病気になるときは, なってしまうだろう。	1	2	3	4	5	6
3. 定期的に医者にかかることが, 私にとっては病気にならない一番よい方法である。	1	2	3	4	5	6

⑽ 健康と疾病に関するビリーフと知識
健康価値スケール

1) 健康より大切なことはない。
2) 健康であることは幸せな生活の重要な要素ではない。
  ⋮

⑾ 健康関連行動
予防健康行動チェックリスト

	いいえ	ときどき	はい，いつも
1) 飲酒運転はしない	0	1	2
2) 運転中はシートベルトをする	0	1	2
3) 物事を適度の速さで行う	0	1	2
4) 十分にリラックスしている	0	1	2
⋮			

4. アセスメントの評価と結果の用い方

アセスメントの目的

　アセスメントは，ある人の行動を観察し，それを一定の数量尺度またはカテゴリー・システムによって記述するための系統的手順である。

　アセスメントの客観性，信頼性を完全に客観化することは不可能に近いし，とくに臨床的評価の場合にはふさわしくないこともある。クライエントの1人ひとりに対して，それぞれの取り組み方が必要だからである。

　しかし，特定の心理アセスメントは，その有用性の面で，客観テスト以上の働きをすることがある。実際に，心理アセスメントの目的は，人間（行動）についての客観的記述だけにあるのではなく，その人が最も健康的に良い状態で生きるための意思決定に役立てることなのである。

　健康心理学におけるアセスメントのねらいは，問題行動や異常行動の判定に重点をおくのではなく，もっと積極的に望ましい行動をどのように促進するかにあり，学習理論に基づく行動修正をめざした行動機能の分析としてのアセス

メント，その人のもつ資源，認知の変容のためのアセスメントを重視している（野口，1996）。

　クライエントがカウンセラーに気持ちや感情を語ることは，心理的カタルシスであり，両者間に自然な相互交渉関係が形成され，信頼し合う関係ができてくる。この関係が形成されると，クライエントは自然に自分をみつめるようになり，自己分析をしやすくなる。クライエント自己分析の補助手段として心理アセスメントを組み込むことが，心理アセスメントの活用法である。

　カウンセラーはタイミングをはかりながらアセスメントの有用性と必要性を提案し，実施を促すようにする。

心理アセスメントの結果の伝え方

　カウンセリングのプロセスで，心理アセスメントの結果を伝えるときには，伝える相手が心理的障害に悩んでいたり，問題をかかえていたりするために，その伝え方に特別の配慮が必要である。クライエントに希望を与えるような伝え方をするためには，クライエントが自分の症状や問題をなんとかしたいという気持ちが醸成されるような伝え方が求められる。

　心理アセスメントの結果が，1つの見方から判断すると障害になるかもしれないが，別の見方から判断すると，同じものが肯定的な特徴となることに注目しよう。たとえば，頑固と意志が強いことは同じ特徴である。優柔不断は優しさもあわせもつ。衝動性が高いという結果は，他面では活動性の高さを示すことになる。衝動性は活動性の源泉であることを伝え，衝動性の使い方を身につけるように勧めよう。また，不安が強いという結果には，それは人の行動を抑制し，慎重に行動する助けになり，失敗を防ぐことに役立っていることにもなる。不安を感じることへの不安を減じることができる。

　健康心理カウンセリングの立場は，その人のよい部分を伸ばし，必要な新しい部分を発現し，開発し，とりいれて，悪くあらわれていると思われる部分があってもそれを肯定的にあらわれるように訓練したり，目立たなくしていくところにある。人の心理的特徴は両刃の剣で，その活用の仕方が大切なのである。上手な活用法を伝えていくうちに，クライエントの自己認知も変容し，肯定的に自分自身をみることができるようになる（第11章参照）。

表10.1 「自我態度スケール」による肯定的イメージのアセスメント
(野口, 1996)

批判性

肯定的
- 低：○のんびりとしている／○気楽につきあえる
- 高：○自分をよく知っている／○自律している／○リーダーシップに優れている／○信念や責任感がつよい

否定的
- 低：○規律を守らず受身的／○何を考えているかわからない
- 高：○批判がましくきびしい／○我意識がつよい

養育性

肯定的
- 低：○客観的にものごとをみる／○人の自律，自立を助ける
- 高：○親密な人間関係／○人を育てたり世話をするのが上手

否定的
- 低：○配慮がなく共感性に欠ける／○自分の世話をするのを忘れる
- 高：○人の自律，自立をさまたげる／○おせっかいで過保護になりがち

円熟性

肯定的
- 低：○自分のできることとできないことを区別している
- 高：○社会の一員としての自覚をもち高い理想をかかげる／○人間味にあふれる

否定的
- 低：○自己中心的／○やさしさにかける
- 高：○個人を犠牲にしても世のため人のためにつくす

合理性

肯定的
- 低：○人に圧迫感を与えない／○人間味があり暖かそう
- 高：○現実をきちんと把握し，行動手段を整える／○シャープで頼りになる

否定的
- 低：○人にだまされやすく感情にながされる
- 高：○利己的で計算高い

自然性

肯定的
- 低：○知性的でおくゆかしい／○ひかえめ
- 高：○自分の気持ちを素直に出せていつもいきいきしている／○天真爛漫／○感情豊かで魅力的

否定的
- 低：○暗く無気力／○つまらない人
- 高：○ヒステリック／○傍若無人

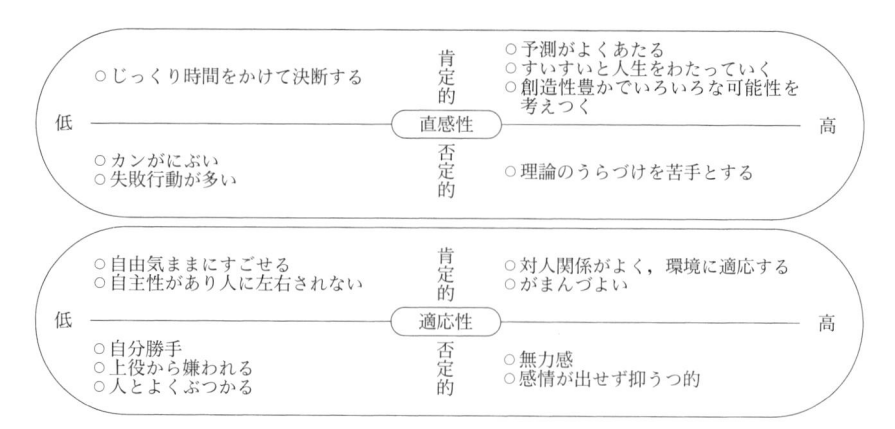

```
                              肯  ○予測がよくあたる
   ○じっくり時間をかけて決断する    定  ○すいすいと人生をわたっていく
                              的  ○創造性豊かでいろいろな可能性を
 低 ─────────────直感性────考えつく──────── 高
                              否
   ○カンがにぶい                 定
   ○失敗行動が多い               的  ○理論のうらづけを苦手とする


                              肯  ○対人関係がよく，環境に適応する
   ○自由気ままにすごせる          定  ○がまんづよい
   ○自主性があり人に左右されない   的
 低 ─────────────適応性───────────────── 高
                              否
   ○自分勝手                    定  ○無力感
   ○上役から嫌われる             的  ○感情が出せず抑うつ的
   ○人とよくぶつかる
```

《設問》
　①健康心理アセスメントの目的は？
　②心理アセスメントの結果をクライエントに伝えるときの留意点は？
《実習》
　健康心理学で用いる各種アセスメント実施し，自分で自分を評価してみよう。
【キーワード】
　痛みの調査票　精神健康調査票　がん精神適応スケール　ソーシャルサポート調査票　疾病受容スケール　機能限界プロフィール　医療への態度スケール　フラミンガム怒り測定　自己効力スケール　多面的ヘルス・ローカス・オブ・コントロールスケール　健康価値スケール　予防健康行動チェックリスト　自我態度スケール

第11章

健康心理カウンセリング

　健康心理学の実践分野の1つとしてカウンセリングが考えられる。健康心理カウンセリング（health counseling）は，クライエントが健康についての種々の情報をよく知らされたうえで，自分で自分の行動を決定し，よりよいライフスタイルを築いていくように，カウンセリングの技法を用いて援助していくことである（図11.1）。
　カウンセリングは，クライエントの問題となる状況や症状などが，不適応と

理論のなかで

ステップ2　分析、診断
・症状のカテゴリー分類
・推測できる理由
・何か欠けていること，障害になること

ステップ3　アプローチ
・可能なストラテジーは？
・理論上の治療法は？
・何ができるのだろうか

ステップ1　問題
・何が悪いのか？
・現在の症状は？
・どのような状況が好ましいのか，あるいはいやなのか？

ステップ4　行動
・何ができるだろうか？
・問題を処理するためにはどのようなステップをふめばよいのだろうか？

何が問題なのか　　　　何ができるだろうか

カウンセリングの対面場面で

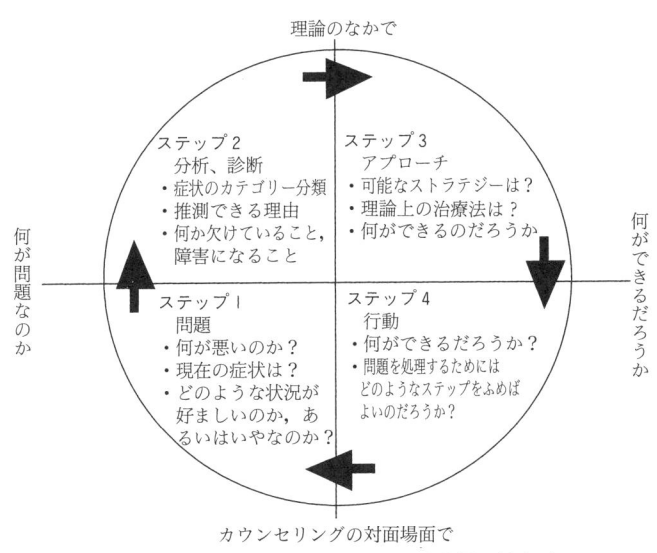

図11.1　健康心理カウンセリング過程の流れ方

いう心理的メカニズムに基づいて生じている場合に行われる（前田，1986）。したがって，健康心理カウンセリングは健康に関する問題に適応していない場合に行われるといえよう。健康心理カウンセラーは，カウンセリングの技術を用いて，「健康」の定義の三側面である心理的，身体的，社会的なウェルビーイング（well-being）の達成に，肯定的な影響をおよぼしていく役割をもつ（図1.1参照）。

1. カウンセリングの基礎理論

マイクロカウンセリング

さまざまなカウンセリングの理論がある。1960年代の後半にアイビィ（Ivey, A. E.）によって開発されたマイクロカウンセリングによって，カウンセリングの基礎技法を概観しよう。

アイビィは，諸種のカウンセリングの理論の特徴を吟味し，そこに19のコミュニケーションの形のあることを確認した。マイクロカウンセリングは，カウンセリング学習のためのメタ・モデルである。専門的なカウンセリングや心理療法，日常の人間関係におけるコミュニケーションの諸理論や方法をまとめて再構築したものである。

技法は，「かかわり」と「積極」に大別され，それぞれのカウンセリングに共通して認められる技法と，特定の者に一貫して使用される技法がある。また，いくつかの技法を統合する形で面接の構造化が行われている部分がある。

マイクロ技法の階層表

マイクロ技法の階層表は，次ページの図11.2のように面接法の連続した階段に要約される。

⑴ かかわり行動

カウンセリングは傾聴に始まって傾聴に終わるといわれるほど，「聴く」ということは大切なことである。どのようにして聴くか，そのかかわり方を「かかわり行動（attending behavior）」としてみると以下の4つの重要な項目が

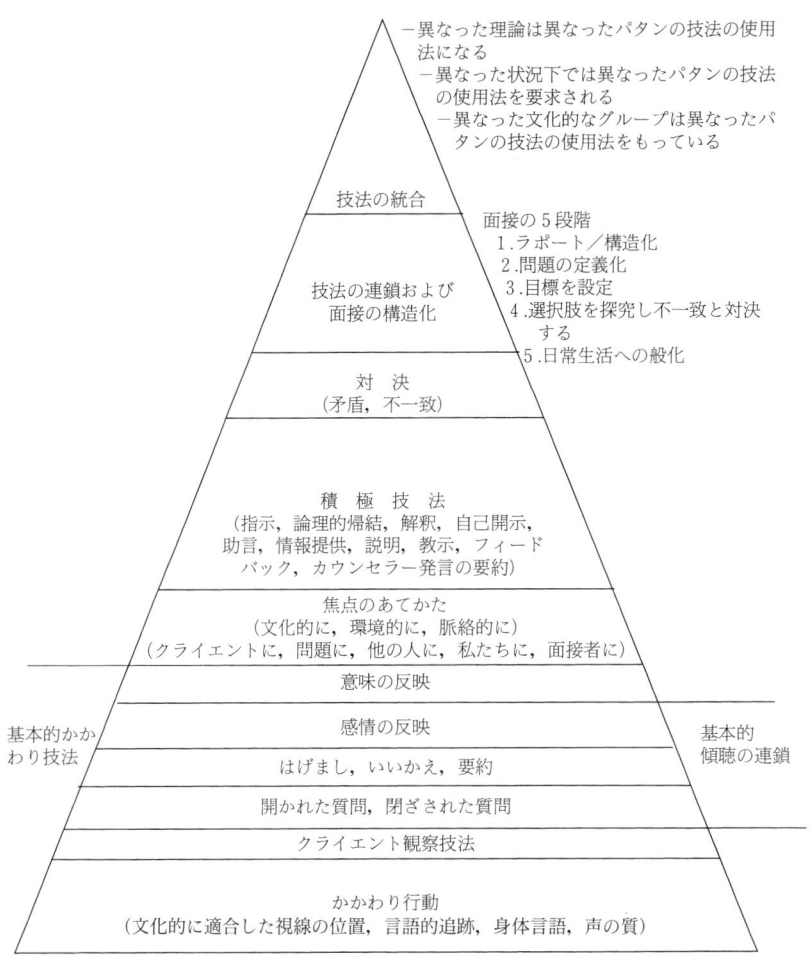

```
                                  △
                                 ╱ ╲  －異なった理論は異なったパタンの技法の使用
                                ╱   ╲   法になる
                               ╱     ╲  －異なった状況下では異なったパタンの技法
                              ╱       ╲  の使用法を要求される
                             ╱         ╲  －異なった文化的なグループは異なったパ
                            ╱           ╲  タンの技法の使用法をもっている
                           ╱  技法の統合   ╲
                          ╱─────────────────╲  面接の5段階
                         ╱                   ╲  1. ラポート／構造化
                        ╱    技法の連鎖         ╲  2. 問題の定義化
                       ╱     および             ╲ 3. 目標を設定
                      ╱    面接の構造化           ╲ 4. 選択肢を探究し不一致と対決
                     ╱                           ╲   する
                    ╱─────────────────────────────╲ 5. 日常生活への般化
```

図内テキスト:
- 技法の統合
- 技法の連鎖および面接の構造化
- 対　決（矛盾，不一致）
- 積 極 技 法（指示，論理的帰結，解釈，自己開示，助言，情報提供，説明，教示，フィードバック，カウンセラー発言の要約）
- 焦点のあてかた（文化的に，環境的に，脈絡的に）（クライエントに，問題に，他の人に，私たちに，面接者に）
- 意味の反映
- 感情の反映
- はげまし，いいかえ，要約
- 開かれた質問，閉ざされた質問
- クライエント観察技法
- かかわり行動（文化的に適合した視線の位置，言語的追跡，身体言語，声の質）

左側: 基本的かかわり技法
右側: 基本的傾聴の連鎖

1. かかわり行動とクライエントを観察する技法は、効果的なコミュニケーションの基盤を形成しているが、これはかならずしも訓練のはじめがふさわしい場所であるというわけではない。
2. かかわり技法（開かれた質問と閉ざされた質問，はげまし，いいかえ，感情の反映，要約）の基本的傾聴の連鎖は、効果的な面接、マネージメント、ソーシャルワーク、内科医の診察時の面接やその他の状況下でたびたび見出される。

図11.2　マイクロ技法の階層表（アイビィ，1985）

含まれている。
- ① 視線をあわせること……カウンセラーが視線をあわせるときやはずすときにクライエントに何が伝わるか。クライエントが視線をそらすときは何を語っているか。
- ② 身体言語に気をくばる……文化的背景を踏まえたうえで、相手に関心を示す傾聴動作をとる。クライエントの緊張のサインに気づく。
- ③ 声の調子……話のスピード、声の大きさや調子の変化に気づく。
- ④ 言語的追跡……カウンセラーの方から話題を飛躍させずに、クライエントの発言にそって自然に応答していく。

(2) クライエント観察技法

行動をおこす前に、クライエントがその問題を見たり、聞いたり、感じたりしたのと同じように、その問題を理解する。

(3) 開かれた質問と閉ざされた質問

- ① 開かれた質問……応答としてクライエントが長く話し、多くの情報が期待される。「何が」「どのように」「いつ」「なぜ」などで始まる。
- ② 閉ざされた質問……「はい」「いいえ」で答えられる質問。したがって「――ですか？」「――しますか？」などで終ることが多い。

(4) 励ましといいかえ、要約

- ① 励まし……カウンセラーのジェスチュアやうなずきによってクライエントに話を続けることをうながす。
- ② いいかえ……クライエントが話したことのエッセンスを繰り返してクライエントに返す。そのときにクライエントの使った主要なことばを用いる。
- ③ 要約……クライエントのいくつかの発言をまとめる。

⑤　感情の反映

クライエントの情動の世界を正確に感じとること。クライエントの認知的側面をとりあげるのではなく，そこに内在する情動または感情の状態にのみ反応することである。感情を反映することは，援助に最も基本的なものと考えられている共感（empathy）——クライエントそのものを，またその見方，感じ方をも正確に聴くこと——を高めるために重要な技法である。

⑥　意味の反映

クライエントが，生活体験での感情，思考，行動にかくれた自分の「意味」を探求するための技法である。ここでは，カウンセラーではなく，クライエント自身が自分の体験を解釈することが促される。クライエントがポジティブな意味をみいだすのを援助していく。

⑦　焦点のあてかた

クライエントの会話の流れをカウンセラーが望むように方向づけることである。クライエントが問題に関する多くの事実に気づくように促し，その思考をまとめることを援助する。

⑧　積極技法

積極技法では，直接的にクライエントに影響を与えていく。7つの積極技法をあげるが，これらすべてに共通することは特定性と具体性であり，クライエントもそれに参加することである。カウンセラーはその力をクライエントの福祉のために責任をもって用いる。

①　指示

クライエントが課題を理解し，行動を確実にできるように，カウンセラーがクライエントにどんな行動をとってほしいかを明確に指示する。

②　論理的帰結

クライエントに自分の行動の結果を気づかせ将来に向かっての選択をさせるために，クライエントの行動によっておこり得る結果を良否にかかわらず伝え

③ 自己開示

クライエントの自己開示を促し，クライエントの行動変容のためのよいモデルとなるために，カウンセラーの考えや感じ方をクライエントに伝える。

④ フィードバック

第三者がクライエントをどうみているかというデータを用いて自己探求や自己吟味を促すために，カウンセラーや第三者のデータを与える。

⑤ 解釈

クライエントが人生状況を別な観点からみたり，別な枠組みで考える能力を促進するために，人生状況に対する1つの観点をクライエントに与える。

⑥ 積極的要約

カウンセラーの有力な発言にクライエントが協力したり，整理してよく理解できるようにするために，面接中，カウンセラーの言ったことや考えたことをクライエントに要約して伝える。

⑦ 心理的教育

新しい助言や情報にクライエントの目を向けさせるために，情報提供，助言，教示，意見，示唆を行う。

(9) 対決

矛盾の説明，その解決策についてクライエントが意見を表明するのを促進させる。

① 第一段階：矛盾と要旨混乱の発見

2つの表現の不一致，言うことと行うこととの不一致，言語表現と非言語行動との不一致，2つの非言語行動の不一致，言語表現と状況との不一致，2人以上の人間同士の不一致，などを発見する。

② 第二段階：不一致の解決，要旨の混乱について解決をめざす作業

不一致を明確化する，矛盾や要旨の混乱について具体的に述べさせること，不一致の内容を「一方では～だけれども他方では～ですね」と要約すること，矛盾についてのカウンセラーの意見や観察をフィードバックする。

2. 健康心理カウンセリング

 健康が課題となる場は，学校，職場，医療施設，地域社会にわたる。その対象となるクライエントは乳幼児から高齢者まで，ストレスに出会いながらも，あるいは種々の問題をかかえながらも，生活している人びとである。したがって，健康心理カウンセラーはその場，その年齢に特有な知識や情報や発達上の課題（第2章参照）を熟知したうえで，クライエントのライフスタイルの変容を促進し，QOLを高める援助を行っていく。また，カウンセリングの前後で健康危険因子の評定，行動変容プログラムの作成，プログラム実施の効果の評価にもたずさわることになる。

 健康心理カウンセリングの目標は，以下の内容をもつ。

(1) 健康の維持・増進と疾病予防に関する問題の解決，行動変容，新しいライフスタイルの獲得をめざす。
(2) クライエントに生起する体験の促進を援助する（自己評価の上昇，自己効力感の強化，自己実現の動機など）。
(3) 新しい健康的なライフスタイルをめざした健康増進プログラムをつくることを援助する。

3. カウンセリングの過程

 健康心理カウンセリングで生じる効果は，ほぼ以下のような経過を経て進んでいく。

① 不安感，緊張感の低減　→　リラクセーション，安全感の増加
② 問題の見方を検討　→　認知の変容
③ 信頼感（自己，他者に対する）の上昇
④ 自己像，自己評価の上昇
⑤ 自己効力感の発揮
⑥ チャレンジする
⑦ 自己成長　→　自己実現

 この中で，自己評価を高めることと自己効力感を発揮していくことが，カウ

ンセリングの過程の中で重要になる。ラザルス（Lazarus, R. S.）は彼のストレス理論の中で「自己評価の高い人は，ストレス体験の後に肯定的な健康が続き，もし低い自己評価をもっている場合には，ストレス体験の後に疾病の増強が続く」と述べている。

バンデューラ（Bandura, A.）が提唱している自己効力感は，自信や意欲の効能であり，達成や対処への可能感である。力強い自己効力感をもつ人は，自分の能力をうまく働かせて困難に立ち向かい，さらに一層努力していくようになる。自分にできること，自分がやりたいと思っていることについて自分が描いたイメージとその実現可能性への期待（個人の認知的過程），すなわち，自分にはこのようなことがここまでできるのだという考えをもつことが，行動を変えるときの大きな力となる。

健康心理カウンセラーは，カウンセリングの過程で健康問題に関して以上のような諸点を試みることを援助していくのである。

4. 健康心理カウンセリングの理論的立場

現在行われているカウンセリングの人間観やその基本となる理論にはさまざまなものがあるが，いずれの理論にせよ，基本的には人間尊重の精神がある。人間はよりよい方向へ向かって変わりうるものであるとして，また，成長可能性をもった存在としての，クライエントに対する信頼感と共感を基盤として行われる。

健康心理カウンセリングで重要視するのは，クライエントの主訴に対応して，どのように個人の成長を促すか，人間関係をよりよいものに改善するか，意思決定するか，問題解決するか，行動およびライフスタイルを変えていくか，ということを援助するプロセスである。このプロセスに必要なカウンセリングの理論を3つの方向づけをして分類することができる。それぞれについて，①カウンセリングのプロセス，めざすところ，②クライエントをどのような人であるとみるか，クライエントの作業，③カウンセラーの役割，作業，④技法を以下に示す。

⑴ **来談者中心カウンセリング（Client-centerd counseling）**
① プロセス……クライエントが何を感じ，考えているかを最も大切にする。個人の成長と対人関係の親和をめざす。
② クライエント……自己成長，健康，社交，自己能力の実現，自立へ向かっていこうとするように動機づけられている。
③ カウンセラー……純粋，共感的，受容的である。
④ 技法……クライエントに，自助（self-help）の動機が高まるような場と雰囲気をつくる。共感的傾聴を行う。

⑵ **意思決定のカウンセリング（Counseling for decision making）**
① プロセス……比較的短時間のカウンセリングで，現実的な葛藤を理性的に解決する。クライエントは，理性的な考え方で物事を判断するようになる。
② クライエント……葛藤を体験した後に，他の可能な手段を用いて問題を解決したいという動機が高まり，別の対処法を採用するようになる。
③ カウンセラー……クライエントの問題（葛藤）に対する考え方を，理性的な考え方に変えていくように導く。
④ 技法……構造的面接，質問紙法テスト（ストレス対処法，パーソナリティなど）を用いる。非理性的な思いこみをみつける。ロールプレイング，バランスシート，エンプティチェアテクニックなどを用いる。

⑶ **行動カウンセリング（Behavioral counseling）**
① プロセス……感情，思考よりも，行動の結果を重視する。新しい行動をおこすことや行動変容に焦点をあてる。目標とする行動を達成し，ポジティブなフィードバックをうけ，その行動を日常化する。
② クライエント……問題行動を小さなステップやユニットに分けて，特定の環境への働きかけを行う。めざす新しい行動を発現

する。
③ カウンセラー……すぐれた観察力を発揮する。特定の行動変容のためのストラテジーを考える。クライエントの目標とする行動を促進し，行動の結果を正しく評価する。
④ 技法……強化，報酬，消去，シェイピング，モデリング，リラクセーションなどを用いる。

5. 理性感情行動療法（Rational Emotive Behavior Therapy）

1955年にアメリカの心理学者のエリス（Ellis, A.）によって提唱された心理療法である。初期には Rational Therapy（RT），そして1961年に Rational Emotive Therapy（RET），1993年に現在の名称 Rational Emotive Behavior Therapy（REBT）となった。名称の変更は，エリスの理論の発展にともなって行われた。

REBT の理論では，人間の心理的なプロセスの相互作用的なとらえ方を強調し，認知の位置づけ，そして，心理的健康と心理的混乱に関して評価的な考え方が果たしている役割が明らかにされた。認知，感情，行動はそれぞれ個々に体験されるものではなく，特に心理的混乱時には，重なりあって生じるものである。

エリスは，クライエントの心理的問題を把握するために，ABC によるアセスメントの枠組みをあてはめた。"A（Activating event）"はその人にかかわる出来事を，"B（Belief）"はその出来事についてのその人のビリーフ（信念）を，"C（Consequence）"は，その人の感情的，行動的反応，あるいはBでの特定のビリーフをもち続けた結果をあらわしている。

REBT によれば，人は自分の個人的な好みを絶対的な要求にまでどんどんエスカレートさせていくことが多く，それを，自分自身，他者，自分をとりまく世間に対して向ける。

REBT 理論によると，人は無数のビリーフ（B）－認知，思考，観念－を周囲の出来事（A）についてもっているのであって，この（B）は彼らの認知面，感情面，行動面で生じる結果（C）に強い影響を及ぼす。しばしば（A）が

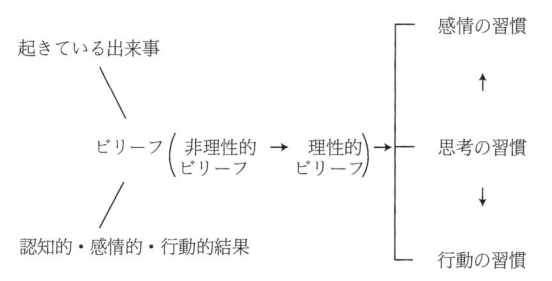

```
           起きている出来事            ┌─ 感情の習慣
                        \             │     ↑
                         ビリーフ ( 非理性的 → 理性的 )→─ 思考の習慣
                        /         ビリーフ   ビリーフ      ↓
           認知的・感情的・行動的結果    └─ 行動の習慣
```

図11.3 Rational Emotive Behavior Therapy（理性感情行動療法）

（C）の直接的な原因として関与しているように思われることがあるが，それはまれで，（B）が（A）と（C）の間の主要な媒介としてかかわっている。

ビリーフは，理性的ビリーフ（rational Belief）——適切な，その人の目標達成を妨げないもの——と非理性的ビリーフ（irrational Belief）——独断的，絶対的で目標達成を妨げ，「ねばならない」「すべきである」で表現されるもの——に区別される。

介入の過程で，"D（Dispute）"——論破することにより，非理性的ビリーフを理性的ビリーフに導き，変えていくことがREBTの主要な技法である。

新しい，理性的な考え方と，それにともなう適切な感情・行動を身につけ，それを維持するために，"H（Home work）"により，健康的なライフスタイルを獲得していく。

エリスが人間が本来もっている基本的な傾向と考えた
(1) 人間は誰でも曲解し，非理性的な考え方をもつ傾向がある
(2) しかし，非理性的な考え方を理性的なものに変えていこうとする力をもっている

がREBTの立場の基盤となっている（エリスの「精神的に健康な人間像」については第5章参照）。

──── セルフ・カウンセリング・シート ────

このシートは，現在，心理的な混乱（ストレス）を感じて，そこから抜け出したい人のためのシートです。本文中でも繰り返し申し上げましたが，あなたが心理的混乱に陥っている原因は，頭の中にドーンと居座っている「悪いビリーフ（思い込み）」にあると言えます。
そこで，その「悪いビリーフ」を「幸せを導くためのビリーフ」にチェンジするのを手助けするのが，本シートの目的です。
以下の説明に対して，自分の心とじっくり向き合い，答えてみましょう。

●出来事（Activating Events）との対面
問1 ── あなたをストレス状態に陥れたと思われる原因について考えてみましょう。

●結果（Consequence）を把握する
問2 ── ストレス状態にあるあなたが，自分自身，他者，あるいは世の中に対してもっている感情に近いものは，次のうちどれですか？（複数回答可）

1　非常に不安になる。
2　気分がとても滅入って，元気が出ない。
3　はげしい嫉妬の感情をもった。
4　怒りを感じ，打ちのめしたい。
5　心が傷つき，痛んでいる。
6　人前に出ていけないほど恥ずかしい。

●非理性的ビリーフ（Beliefs）を見つける
問3 ── さらに深く考えてください。問2で答えたあなたの感情をつくりだす，あなたの頭の中の「悪いビリーフ」は何でしょう。あなたのストレス，つまり思いどおりにいかない，あるいは気分を害されるようなことがあった時に，あなたは頭の中で次のようなことを言っていませんか？　それがあなたの「悪いビリーフ」です。
以下の中から，近いものを探してみましょう（複数回答可）。

1　私は上手にやらなければならない。
2　あんなことをしてしまう自分は，なんてダメなヤツなんだろう。
3　私は世間の人々から認められるべきだ。
4　私は人から拒否されるのは，私が悪い人間で愛されない宿命だからだ。
5　人々は私を大切にし，欲しいものを与えるべきだ。
6　不道徳な行いをする人は，罰せられるべきだ。
7　人々は私の期待にそうべきだ。
8　私の人生は順調でなければならない。
9　私は悪事や付き合いづらい人にはガマンできない。
10　大切なことが自分の思いどおりにならないことは恐ろしいことだ。

11 人生の不公平さに、ガマンできなくなることがある。
12 私は、私と関わっている人から絶対に愛されるべきだ。
13 私はすぐに満足したい。でないと、みじめだ。
14 その他「～でなければ」「絶対に～だ」という思い込み。

●非理性的ビリーフ（Beliefs）を論破する
問4 ── さらに深く、そして柔軟に考えてください。問3で見つけたあなたの頭の中の「悪いビリーフ」に、今度はさまざまな異論、反論を唱えてみましょう。たとえば、

1 なぜ、私は上手にそれをしなければならないのか？ 本当に上手にしなければならないのか？
2 私がダメな人間だとどこに書いてあるのか？ そもそも誰がダメな人間だと決めたんだ？ 世間にダメなところがない人間なんかいるのか？
3 なぜ、私は世間の人から認められなければならないのか？ 私は神じゃあるまいし。
4 私は人を拒否したことはなかったか？ その人は根っからの悪人だったか？ 親からも愛されてなかったか？
5 私は絶対の権力者なのか？ みんな自分の下僕なのか？
── など、「なぜ～なのか？」「本当にそうなのか？」「誰にとってもそうなのか？」「それができないと死ぬ？」「違う場面でもそうか？」といった聞き方も効果的です。

●幸せに導くようなビリーフ（Beliefs）とチェンジ
問5 ── 今度は気を楽にして、問3の「悪いビリーフ」をこんなふうに置き換えてみましょう。たとえば、

1 上手にやることが好ましいけど、絶対にそうである必要はない。
2 私は悪いことはしたけど、根っからの悪人ではない。
3 認められないのは残念だな。認められるようになりたいな。
⋮
6 不道徳な行ないをするあの人には、何か理由があるのかもしれない。
⋮
9 悪事や付き合いづらい人と接するのは、苦手だなあ。
── など、「絶対に～だ」「～しなければならない」「～であるべき」というのを「そうだったらいいなあ」「それがすべてではない」「できたらいいなあ」「そうであったほうが気分がいいなあ」という具合に、寛大な人になったつもりで置き換えて考えるようにしましょう。
　さらに、「あの時はできた」「あの人に親切にされた」など、違う場面でのプラスの要素も加えてあげましょう。

●評価
問6 ── 問5で、置き換えた後のあなたの感情と行動はどんな感じでしたか？

6. 交流分析（Transactional Analysis : TA）

バーン（Berne, E.）は，人の姿勢，声音，表情などの観察から，自我状態を「一貫した感情と経験の一定のパターンであり，対応する一貫した行動のパターンと直接に関係している」と定義している。バーンによる自我状態の構造と機能を図11.4に示す。

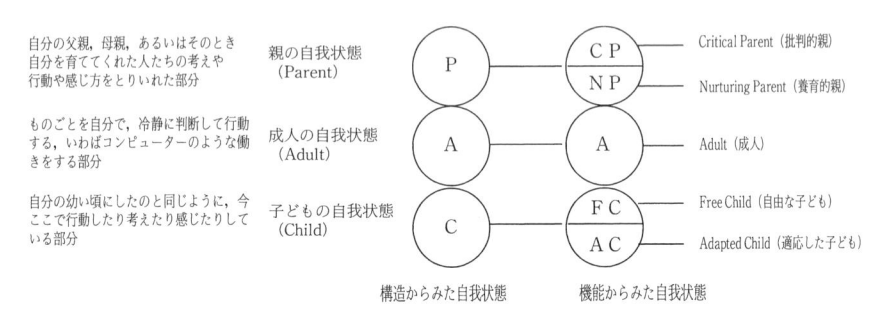

自分の父親，母親，あるいはそのとき自分を育ててくれた人たちの考えや行動や感じ方をとりいれた部分	親の自我状態 (Parent)	P	C P / N P	Critical Parent（批判的親） / Nurturing Parent（養育的親）
ものごとを自分で，冷静に判断して行動する，いわばコンピューターのような働きをする部分	成人の自我状態 (Adult)	A	A	Adult（成人）
自分の幼い頃にしたのと同じように，今ここで行動したり考えたり感じたりしている部分	子どもの自我状態 (Child)	C	F C / A C	Free Child（自由な子ども） / Adapted Child（適応した子ども）

構造からみた自我状態　　機能からみた自我状態

図11.4　自我状態の構造と機能

以上の自我状態の考え方を基盤として，TA は次の4つの分析を行う。

(1) 構造分析

個々のパーソナリティを，自我状態があらわすさまざまな現象について分析する方法である。P，A，Cを明確に識別する練習を通して，自己の思考や感情や行動様式の調和，不調和に気づくことを目的とする。

(2) 交流分析

二者間の自我状態のコミュニケーション（言語的，非言語的）を分析するものである。すべての交流は，形の面から①相補交流（図11.5），②交叉交流（図11.6），裏面交流（図11.7）に分類される。この分析によって，他人に対する対応のしかたを観察し，次第に自分の交流のあり方を改善し，対人関係をよりよいものに変えていくことができる。

a.　　　　　　b.

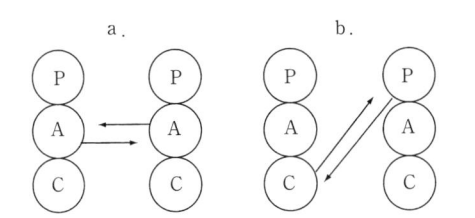

```
 P    P     P    P
 A →  A     A    A
 C    C     C ↗↘ C
```

今、何時でしょう？　3時半です。　　ああ，疲れた。　忙しくて大変
　　　　　　　　　　　　　　　　　　　　　　　　　ですね。
ぼくのくつ下　　2番めの
どこ？　　　　　引き出しですよ。

図11.5　相補交流

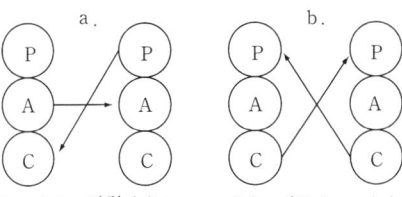

a.　　　　　　b.

```
 P    P     P    P
 A    A     A    A
 C    C     C    C
```

今、何時でしょう？　時計くらい　　ああ，疲れた。　わたしの方が
　　　　　　　　　自分で見たら。　　　　　　　　よっぽど疲れ
　　　　　　　　　　　　　　　　　　　　　　　てます。
ぼくのくつ下　　自分で探しなさい。
どこ？

図11.6　交叉交流

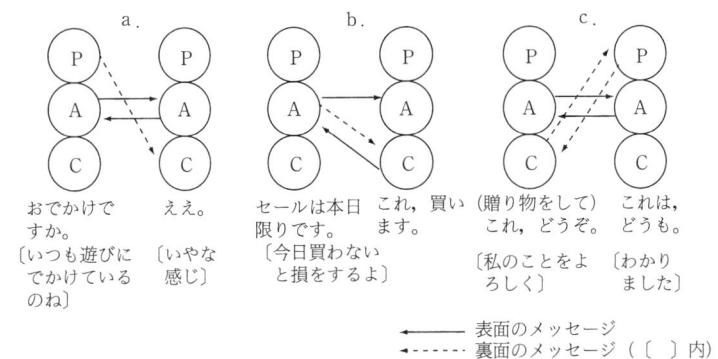

a.　　　　　　b.　　　　　　c.

```
 P    P     P    P     P    P
 A    A     A    A     A    A
 C    C     C    C     C    C
```

おでかけで　　ええ。　　セールは本日　これ，買い　（贈り物をして）　これは，
すか。　　　　　　　　　限りです。　　ます。　　これ，どうぞ。　　どうも。
〔いつも遊びに　〔いやな　〔今日買わない　　　　　〔私のことをよ　〔わかり
でかけている　感じ〕　　と損をするよ〕　　　　　ろしく〕　　　ました〕
のね〕

　　　　　　　　　　　　　　　　　　　←──── 表面のメッセージ
　　　　　　　　　　　　　　　　　　　◄---- 裏面のメッセージ（〔　〕内）

図11.7　裏面交流

第11章　健康心理カウンセリング

⑶ **ゲーム分析**

裏面交流のうち，何度も繰り返される固定化した一連の非生産的な人間関係がゲームである。他人を操って，双方が後味の悪い人間関係をつくり出し，しかも，それをはっきりと気づかずに繰り返す。

⑷ **脚本分析**

人生を1つの舞台とみなし，そこで個人が演じる脚本を分析する。まず，幼児期の親との交流を通して親からうけとり個人がそれに従おうと決意（早期決断）した禁止令をみいだす作業を行う。自分の人生を方向づけているものへの気づきが得られたならば，人生を自らのコントロールのもとにおく決断に向けて，脚本を書きかえていく（再決断）。

表11.1　禁止令

1	存在していてはいけない
2	男（女）であってはいけない
3	子どもであってはいけない
4	成長してはいけない
5	成功してはいけない
6	実行してはいけない
7	重要な人間になってはいけない
8	みんなの仲間入りをしてはいけない
9	愛してはいけない
10	健康であってはいけない
11	考えてはいけない
12	感じてはいけない

→再決断

（駆りたてるもの）　　　　　　（許可するもの）
○もっと努力しろ……………………それをしさえすればいいのですよ
○完全であれ………………………あなた自身であっていいのですよ　→再決断
○急げ急げ…………………………時間をかけていいのですよ
○もっと喜ばせろ…………………自分自身のことを考えて大事にしてよいのですよ

⑸ ストロークの種類

他の人びとの存在や価値を認めることばや行為をストローク（Stroke）とよぶ。他の人びとから伝えられる刺激のすべては次のように分類できる。

ストロークの種類

	身体的	心理的	ことばによる
肯定的ストローク	（肌のふれあい） ・なでる ・さする ・抱擁する ・愛撫する ・握手する	（心のふれあい） ・ほほえむ ・うなずく ・相手のことばに耳を傾ける	・ほめる ・なぐさめる ・励ます ・語りかける ・挨拶をする
否定的ストローク	・叩く ・なぐる ・ける ・つねる ・その他の暴力的行為	・返事をしない ・にらみつける ・あざわらう ・無視する ・信頼しない	・叱る ・悪口を言う ・非難する ・責める ・皮肉を言う

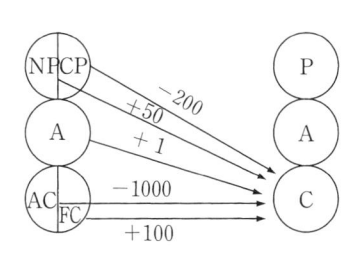

子ども（C）に与えられるさまざまなストロークの比較上の強さ

⑹ 人生の基本的態度

人びとは，自分自身に対しまた他の人びとに対して次のような4つの基本的な態度をとる。

人生の基本的態度
1. 私はOKである——あなたはOKである
2. 私はOKである——あなたはOKでない
3. 私はOKでない——あなたはOKである
4. 私はOKでない——あなたはOKでない

あなたは私にOKだ

■行動： 逃げる ■結果としての立場： 私は私にOKでなく あなたは私にOKだ	■行動： 一緒にやっていく ■結果としての立場： 私は私にOKで あなたは私にOKだ
■行動： どうしようもない ■結果としての立場： 私は私にOKでなく あなたは私にOKでない	■行動： やっつける ■結果としての立場： 私は私にOKで あなたは私にOKでない

私は私にOKでない　　　　　　　　　　　　　　　　私は私にOKだ

あなたは私にOKでない

第11章　健康心理カウンセリング

7. 自律訓練法（Autogenic Training : AT）

　シュルツ（Schultz，1928）によって開発された心理生理的なセルフコントロール技法である。段階的に訓練を進めていくことによって，弛緩，沈静，自律神経系の安定などの方向に心身全般が変換した状態が得られるように構成されている。自律訓練法は，不安，緊張などが基底にある心身症や神経症の治療法として開発された。現在では，一般的な自己弛緩法，ストレス緩和法，疲労回復とエネルギー蓄積など，心身の健康維持・増進法などとして普及している。また，スポーツにおけるあがり対策，教育における集中力や持続力の訓練などにも用いられている。自律訓練法には，言語公式を用いて進めていく標準練習と，その標準練習によって得られた被暗示性の亢進やイメージの出やすさなどを基盤にして進めていく黙想練習，自律性修正法，自律性中和法などの特殊練習がある。

　標準練習
　① 背景公式　　安静練習…………「気持ちが落ち着いている」
　② 第一公式　　四肢重感練習……「両腕両脚が重い」
　③ 第二公式　　四肢温感練習……「両腕両脚が温かい」
　④ 第三公式　　心臓調整練習……「心臓が静かに規則正しく打っている」
　⑤ 第四公式　　呼吸調整練習……「楽に呼吸している」
　⑥ 第五公式　　腹部温感練習……「お腹が温かい」
　⑦ 第六公式　　額部涼感練習……「額が涼しい」

　一般的な心身の健康維持・増進法としては，安静練習と四肢の重・温感練習を用いる。
　カウンセリングの過程で，自分の感情や思考をどの程度正確に認識しているのか，カウンセリングによって新たに得たものを本当にうけ入れているか，それらを見定めるためにも，また，その後の成長のためにも，自律訓練法は非常に有効であると考えられる。自律訓練を行う過程で，ストレス耐性を強め，ストレッサーの影響を小さくする効果があり，さらに受動的注意集中下で気づき

がおこる。改めて自分の要求や欲求に気づき，自分らしさを発見する。正しい自己イメージをもち，目標を設定し，成功して満足している自分の姿を描き，それを強く願うことは，日常生活での個人の心理・生理・状態や行動を支配するものと思われる。

8. 健康心理カウンセリングの実際

実際には健康問題に心理学がどのようにかかわるのであろうか。CHD（冠動脈性心疾患）の発症からその回復までのプロセスで，心理学やカウンセリングがどのような役割を果たすかみてみよう。

図11.8のようにいろいろな場面で心理学の知見がかかわっている。

ビリーフ
・罹患性について
　「私は心臓発作は起きない」
・重症度について
　「たくさんの人が心臓発作から回復している」
・代価について
　「運動するのは努力が必要だ」
・利益について
　「たばこはストレス解消になる」

病気への対処

リハビリテーション
・行動の変容
・ビリーフの変容

CHDの発症 → 心臓発作 → 結果
・長寿
・回復
・QOL

行動
・食事
・運動
・喫煙
・健康診断
・タイプA行動

病気の症状
表現
意味

ストレッサー
としての病気

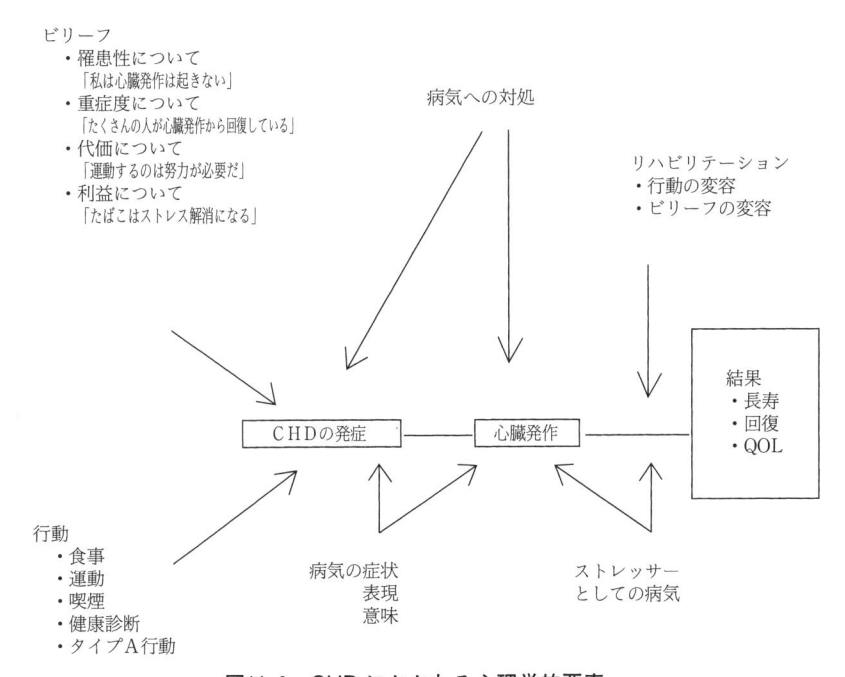

図11.8　CHDにかかわる心理学的要素

表11.2 健康心理カウンセリングのプロセスと効果 (野口, 1997)

```
                                                         自己実現  ┐
                                                           ↑       │
                                                  チャレンジ        │
                                                     ↑             │ 効
                                            自己効力感の強化         │
                                                 ↑                 │
                                       自己評価→自尊の心            │ 果
                                             ↑                     │
                                  信頼感の上昇→自己,他者の受容       │
                                         ↑                         │
                            問題の見方を検討→認知の変容              │
                                     ↑                             │
         不安感,緊張感の低減→リラクセーション,安全感の増加            ┘
```

かかわり行動, 観察, 傾聴, 共感, 純粋さ, 励まし, 感情の反映, 意味の反映							
生活習慣の点検→	問題の把握→	行動変容の決定→	資源のアセスメント→	カウンセリングの理論の適用→	習慣化→	ウエルビーイングを最大限に	
・社会的診断 ・疫学的診断 ・危険因子の認知 ・情報収集 ・アセスメント	・社会的診断 　QOL検討 ・疫学的診断	・行動,環境的診断 ・教育的,組織的診断 　準備因子 　実現因子 　強化因子	・パーソナリティ ・ストレスコーピング ・ソーシャルサポート ・ヘルスケアシステム	・来談者中心 　カウンセリング ・意思決定 　カウンセリング ・行動 　カウンセリング ・自律訓練法	・強化 ・報酬 ・フィードバック ・逆戻り防止 　↑ 　知識 動機 技術	・3側面の 　健康増進	
セルフモニタリング →	目標設定	目標意図 →	刺激のコントロール	自己強化	行動リハーサル →	自発的行動変容達成 健康な生活習慣	

表11.3 あなたの自滅的な考え方や態度を再評定することによって
あなたの感情や行動に関する問題を解決するためのガイド
(エリスら, 1996)

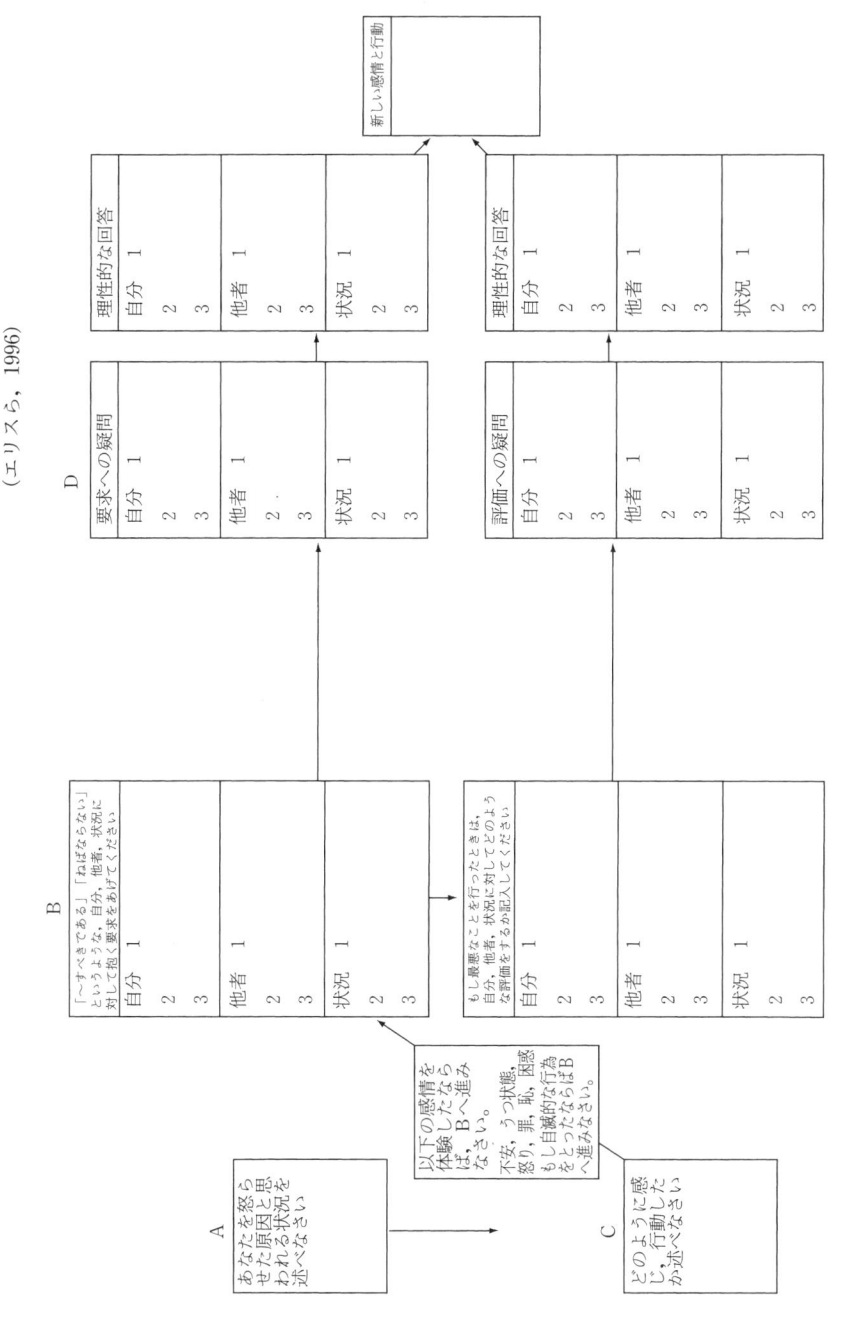

A
あなたを怒らせた原因と思われる状況を述べなさい

以下の感情を体験したならばBへ進みなさい。
不安、うつ状態、怒り、罪、恥、困惑
もし自滅的な行為をとったならばBへ進みなさい。

C
どのように感じ、行動したかを述べなさい

B
「〜すべきである」「ねばならない」というような、自分、他者、状況に対して抱く要求をあげてください
- 自分 1, 2, 3
- 他者 1, 2, 3
- 状況 1, 2, 3

もし最悪なことを行ったときは、自分、他者、状況に対してどのような評価をするか記入してください
- 自分 1, 2, 3
- 他者 1, 2, 3
- 状況 1, 2, 3

D
要求への疑問
- 自分 1, 2, 3
- 他者 1, 2, 3
- 状況 1, 2, 3

評価への疑問
- 自分 1, 2, 3
- 他者 1, 2, 3
- 状況 1, 2, 3

理性的な回答
- 自分 1, 2, 3
- 他者 1, 2, 3
- 状況 1, 2, 3

理性的な回答
- 自分 1, 2, 3
- 他者 1, 2, 3
- 状況 1, 2, 3

新しい感情と行動

9. 肯定的資質の発見

　人間は長所によって成長する。カウンセリングの過程で，個人の肯定的な資質をみいだし強調することは，クライエントに個人的活力を与えることになる。カウンセリングの過程では，クライエントの困難や弱い部分に焦点をあてがちであるが，健康心理カウンセリングでは，肯定的資質を引き出すことによってクライエントの人格的成長の基盤をつくることになる。問題の矯正に焦点をあてていく「医療モデル」と比較して，人間の成長する力に焦点をあてていくのが心理・教育的な介入の「健康心理学モデル」である。健康心理カウンセリングは，カウンセリングの技法を用いて，人間の肯定的部分に焦点をあて，それを広げ，強め，病んだ部分と置き換えていく姿勢をとっている。健康心理カウンセラーは，健康をめざしてクライエントが行動変容をおこすことを，励まし，見守り，促進していく役割をもつのである。

《設問》
　①交流分析の「再決断」とREBTの「論破」を比較せよ。
　②健康心理カウンセリングの特徴を述べよ。

《実習》
　セルフヘルプのチャートを用いて，あなたの非理性的ビリーフを理性的ビリーフに変えてみよう。

【キーワード】
　来談者中心カウンセリング　意思決定カウンセリング　行動カウンセリング　マイクロ技法　REBT　交流分析　自律訓練法　肯定的資質

─ 第12章 ─────────────────

健康的な生活習慣をつくる

　健康な生活習慣をつくるためには，本書の各章で述べられてきたさまざまな理論や知識や実践の方法を，自由に，そして意志をもってあらわすことである。行動を発現する種々の方法を，その場，時，目的にあわせて組み合わせてみよう。最も効果があり，長続きするのは，自発的で自己指導的な方法で習慣を身につけ，逆戻りをしっかりと防ぐことである。

1. 自発的な行動変容

　自発的に自分で進めていく行動変容は，自分で行動変容のための道具をもつことを目的としている。知識の多さと動機の強さが重要な力となるのはもちろんであるが，それだけでは必要な行動を生み出すのに十分とはいえない。成功するためには，行動変容のための有効な技術が必要である。バンデューラ（Bandura, A.）の社会的学習理論，社会的認知理論から，環境と認知の影響についての知見を援用し，マタラッツオ（Matarazzo, J. D.）の，健康は自分に責任があり，自分で危険因子を減じていかねばならないという行動的健康の概念をとって，自分自身の行動をコントロールして健康に向けていくことを試みてみよう。マホーニーとアーコフ（Mahoney & Arnkoff）の5つの方法を以下に述べる。

セルフモニタリング

　自分の行動の記録をつけることである。注意深く行うことにより，多くの利点が生まれる。たとえば，もし食行動の変化を望むならば，食べたり，飲んだ

表12.1 セルフモニタリングフォーム

名前				目標とする行動			
月・日	時間	場所	良き友 悪友 親 他者	先行する思考，感情，出来事	行動	続いて生じる思考，感情，出来事	コメント

りした物をすべて書きしるす。このプロセスで，自分の問題行動を特定することができる（表12.1）。

① どのような食物をどのくらい食べているのか把握できる。
② 始めたときと比べて後の進歩がよくわかる。
③ 行動分析ができる。行動をおこしている要素を特定できる。
④ 行動変容の動機が高まる。

目標設定

行動変容の目標を明確にする。目標が成功するためには，以下の条件がかなえられていることが望ましい。

① 目標が特定されること
　　悪い例　「健康になるために」
　　　　　　「バランスの良い食事をとるために」
　　　　　　「医者のいったようにするために」
　　良い例　「来週の目標は，水泳を，月曜日と木曜日の8：00pmから
　　　　　　1時間，ルームメイトと一緒に」
　　　　　　（何を，いつ，どこで，誰とが明確である）
② 目標が現実的であること
③ 目標が適度にチャレンジするものであること
④ 目標が行動の変化に焦点をあてていること
⑤ 目標が短期的なものであること

刺激のコントロール

行動をコントロールしていた前件条件となる刺激を変えていく。物理的，社会的，私的の3つの環境に含まれる刺激のコントロールをはかる。

① 物理的環境刺激のコントロールは最も始めやすい。

（過食のための刺激のコントロール）
- (a) 家の中の高カロリーの食物を捨てる。買ってこない。
- (b) 低カロリーの食物のおいてあるレストランで食事をする。
- (c) 買物のリストをつくってから買いにいく。
- (d) 中身が大きくみえるように小さなお皿を使う。
- (e) パーティーでは，食事のテーブルから遠いところに立つ。

（禁煙のための刺激のコントロール）
- (a) 家の中のすべてのたばこを捨てる。
- (b) 灰皿とライターをみえないところにしまう。
- (c) お酒を飲まない。
- (d) 食後はすぐに立ちあがって歩く。
- (e) たばこが置いてあったところにはシュガーレスガムをおく。

② 社会的環境刺激のコントロールは重要であるが困難もともなう。禁煙のプログラムを行っているときに元の仲間と行動を共にするとき，食事のコントロールをしているときに選択の余地のないレストランへ行かねばならないときなどは，刺激を避けるよりも自分から働きかける技法を学ぶ必要がある。

③ 自分の内にある刺激をコントロールするのは最も難しい。自己教示的な訓練が効果的である。
- ・糖尿病だと正常な生活をするのは不可能だ → ・毎日少なくとも1つは楽しいことをしよう
- ・忙しすぎて運動する時間がない → ・毎日少なくとも15分間歩こう

第12章　健康的な生活習慣をつくる

・この痛みには耐えられない　　→・何か楽しいことを考えていれば痛みにも耐えられそうだ

自己強化
自分で自分の行動の達成に対して報酬を与える。行動変容の初期に効果が高い。強化因子となる報酬は，直接的で短期的で楽しいものが良い。

行動リハーサル
自分のイメージの中で新しい行動を行ってみる。イメージで練習したら実際に1人で行動にうつす。自己批判をしたり，自分のビデオテープをみたりして検討する。そして他人からの肯定的，建設的なフィードバックをうける。行動リハーサルに代わるものはないほど，重要な方法である。

2. 生活習慣の維持と逆戻り防止

逆戻り（Relapse）
もとの状態や習慣に戻ってしまうこと。不健康習慣は，行動的，教育的その他の手段によって健康習慣に改められるが，その変化を長期にわたって維持することは困難であることが多い。喫煙，アルコール，体重，その他の行動の調節に当初は成功した者の80％以上が3か月〜12か月をこえると逆戻りしているといわれる。

逆戻りの起きるとき
① 抑うつ状態，不安，ストレスフルな状況など，ネガティブな情動のとき
② 健康的な習慣を遂行していこうという動機が低くなったとき
③ 特定の目標を失ったりしたとき
④ 家族や友人からのサポートが得られた場合には，変えた行動を維持しやすいが，それが得られなかったとき
⑤ 人間関係で葛藤状態にあるとき
⑥ もとその行動をとっていた場所や状況に再び身をおいたとき（最も逆戻

りが生じやすい)

逆戻り防止（Relapse prevention）

　最初に健康行動への変容をなしとげたあとで，元の不健康な行動に逆戻りしないようにデザインされた一連のテクニックである。習慣の変容をなしとげたあとで最初に逆戻りをおこさないように防ぐこと，そして，最終的にすっかりもとの状態に戻ってしまわないように防ぐという二段階の目的をもつ。

　逆戻り防止のアプローチでは，「嗜癖的な習慣のパターンは自己管理，自己コントロールの方法を用いることによって変えることができる」という考え方が前提となっている。

　カウンセラーの役割は，クライエントに行動変容の過程で自分自身が行動を維持していく役目を果たすように教え，その遂行を支持していくことである。

　逆戻りを防ぐために有効な方法として以下の方法が考えられている。

① 認知行動的介入
② リラクセーション
③ 主張訓練
④ A. A.（アルコホーリック・アノニマス）プログラム参加
⑤ 行動変容の過程で自己効力感が高まること（最も有効な逆戻り防止）
⑥ 行動の変化に伴う期待感をもつこと
⑦ ライフスタイルの再調整によって逆戻りを防止することができるといわれている。

　マーラット（Marlatt, G. A.）は認知行動技法に基づいた逆戻り防止プログラム（図12.1）を開発した。逆戻りの危険状況に晒されて，対処がとれないと，自己効力感が低減したり肯定的な結果を期待したりする。否定的な結果を描き自己効力が低下すると薬物依存などの逆戻りの一歩となる。さらに完全な逆戻りへの移行は，「もう吸わない（飲まない）と決める，だけど現実に吸っている（飲んでいる）」という葛藤と，原因を「自分がだめだから」と内的帰属させることによって決定される。逆戻りの各過程での介入は以下のような手法を含んでいる。

①・セルフモニタリング　・行動アセスメント
②逆戻りへの誘惑
③・リラクセーショントレーニング　・ストレスマネジメント　・イメージ
④・スキルトレーニング　・逆戻りリハーサル
⑤・契約　・リマインダーカード
⑥認知的再構築

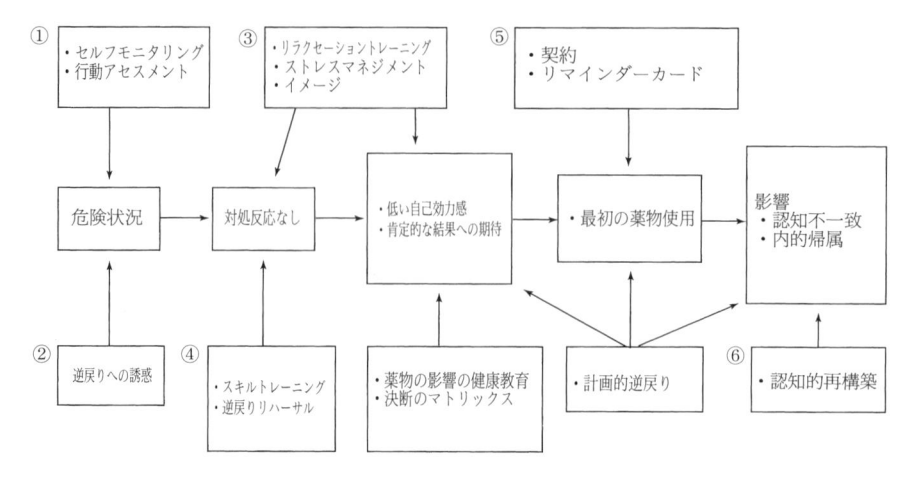

危険状況 → 対処反応なし → ・低い自己効力感 ・肯定的な結果への期待 → ・最初の薬物使用 → 影響 ・認知不一致 ・内的帰属

・薬物の影響の健康教育　・決断のマトリックス

・計画的逆戻り

図12.1　逆戻り防止の介入法（Marlatt & Gordon, 1985）

①セルフモニタリング（その状況で自分は何をするだろうか？）
②逆戻りを空想する（逆戻りするとどうなるだろうか？）
③リラクセーション訓練，ストレスマネジメント
④スキルトレーニング
⑤契約（もし逆戻りしたならば何をするか）
⑥認知的再構築（逆戻りの原因を内的帰属させない）

3. 健康行動をつくる

　健康行動をつくり出し，健康習慣にしていくためには，図12.2のようにさまざまな要素がかかわっている。
　健康心理学の中には，さまざまな素晴らしい概念がある。人生に影響を与えるいろいろな出来事に対してそれをコントロールしようと努力すること，そういう自分をうけとめて評価すること，さらに，自分のもつ力を信じることなどは，人生を力強く歩んでいくために非常に重要なことである。個人の認知を中心とした心理学的側面の中から，健康行動をつくるモデルに共通してみられ，重要な役割を果たしている概念について考えてみたい。

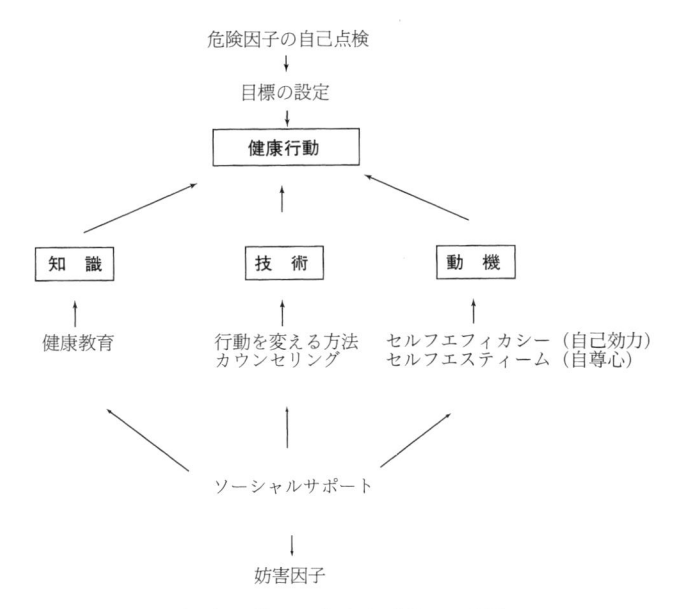

```
                    危険因子の自己点検
                          ↓
                      目標の設定
                          ↓
                    ┌─────────┐
                    │ 健康行動 │
                    └─────────┘
                     ↗    ↑    ↖
              ┌──────┐ ┌──────┐ ┌──────┐
              │ 知 識│ │ 技 術│ │ 動 機│
              └──────┘ └──────┘ └──────┘
                 ↑        ↑        ↑
              健康教育  行動を変える方法  セルフエフィカシー（自己効力）
                      カウンセリング    セルフエスティーム（自尊心）

                 ↖        ↑        ↗
                    ソーシャルサポート
                          ↑
                      妨害因子
```

図12.2　健康行動のつくり方（野口，1997）

コントロール

一般的には，日常生活で自分の行動を決めることができること，感情の調節が適切であることをコントロールといっているが，ストレスと健康の関係においても，さまざまな心理学の理論と関連してコントロールの効果が研究されている。

ロッター（Rotter, J. B., 1954）は，行動をコントロール（統制）し強化することをローカス・オブ・コントロール（Locus of Control）と名づけた。この概念は，個人が健康関連行動をおこす際に関係するものであり，個人の認知能力に深くかかわる。ロッターによれば，人間の行動を決定するものは外部からの強化ではなく，強化に対する期待のあり方である。

① 内的コントロール（internal locus of control）
   自分の行動や望ましい結果が自分自身の行動に随伴する。成功や失敗の原因を自分の努力や能力や知識や技能などの内的要因に帰属させる。

② 外的コントロール（external locus of control）
   失敗や成功は，自分の行動とは無関係に，他人や周囲の状況に左右され

ると考え，他人の援助の有無や運，不運，課題の難易度など外的要因に帰属させる。

自己効力（self-efficacy）

健康行動をつくるときに大きく影響しているのは，自分への期待や自信などのような認知的要因である。バンデューラによって提唱された自己効力とは，「求める結果を達成するための資質と能力を自分が備えていることについての信念，および，有能さについての一般的な感覚」をいう。

(1) 自己効力の源
自己効力は4つの主要な影響力によって育てていくことができる。
(a) コントロール体験

成功する体験は，自己効力感に強固な信念をつくりあげ，自己効力感を高める。成功体験を通して効力感を発達させることは，もともともっている行動習慣を用いることではなく，たえず変化する生活環境をコントロールする適切な行動を発現するための，認知的，行動的，自己規制的な手段を獲得することである。

(b) 代理体験

社会的モデルによって与えられる代理体験をとおしてつくり出される。自分と同じような人びとが忍耐強く努力をして成功するのをみることは，それを観察している人びとに，自分たちもそのようなことができるのだという信念を与えることになる。モデリングの影響力は，類似性に強く影響される。

(c) 社会的説得

ある行動を習得する能力があるといわれてその行動をすすめられた人は，問題が生じたときでも，自分に疑念を抱いたりしないで，その行動により多くの努力を投入し続ける。

(d) 生理的，感情的状態

自分の能力を判断するときに，生理的，感情的状態にも頼る。ストレスや緊張を遂行能力が低下しているときの弱さのサインとみなす。気分も効力を判断するときに影響を与える。自己効力感は肯定的な気分で強まり，落胆した気分

で低下する。身体の状態を向上させ，ストレスやネガティブな感情傾向を減少させ，身体の状態を正しく把握することである。

⑵ 自己効力の促進過程
自己効力の信念は以下の4つの過程を経て人間の機能にかかわっている。
(a) 認知的過程……選択肢をもつこと，予測的要因の重要なものを統合することなどを身につけていく。目標を設定し，価値をもつ成功のシナリオを描く。
(b) 動機づけ過程……効力の信念は，動機を自己調整していくときに主要な役割を果たす。原因帰属，結果の期待，認知している目標の3つの動機要因がある。
(c) 情緒的過程……不安や抑うつや脅威にともなう感情のうけとめ方に影響をおよぼす。効力感をもつことによってそれをチャレンジとみなすことができる。

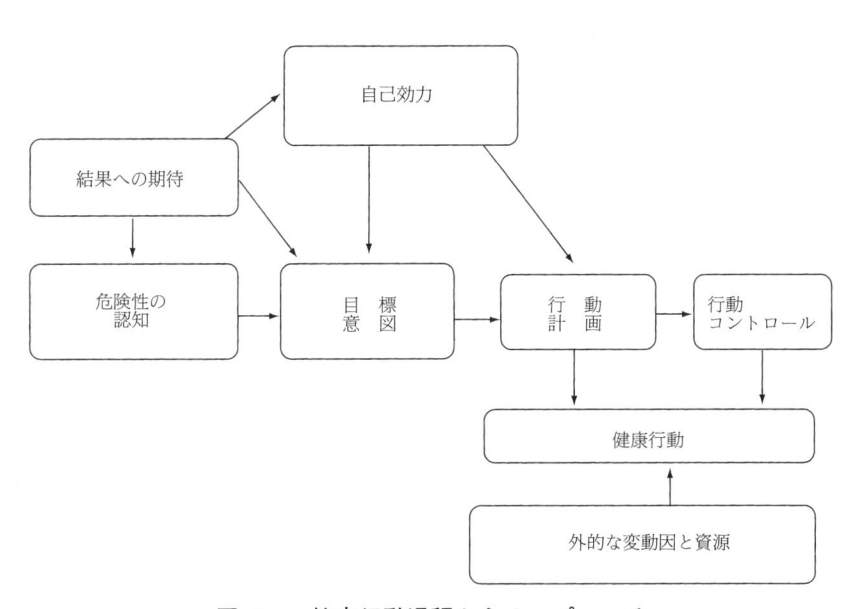

図12.3　健康行動過程からのアプローチ
(バンデューラら，1997)

(d) 選択の過程……自分の可能性や生活習慣を啓発するような環境を選択することによって，新しい異なった能力や興味や社会的ネットワークを深めていく。

健康行動過程における自己効力の役割

　自己効力は，人間の機能の中で中心的な自己規制のメカニズムとして作用する（図12.3参照）。自分の行為によって望ましい効果を生み出すことができると信じることによって，行動しようという気持ちになる。自己効力の信念は，選択，願望，野望，努力，逆境からの回復力，ストレスや抑うつへの感受性などに影響を与えるものである。自己効力に気づく（自己効力感をもつ）ということは，予測される状況をうまく乗り越えるために必要な行動を計画したり，実行したりするための能力にかかわってくる。また，人びとの考え方，感じ方，動機づけ，行動に肯定的な影響を与える。

　人間の機能の中で，自分のもつ力を信じることほど主要な素晴らしいものはない。

《設問》
　①行動変容の際にコントロールすべき刺激にはどのような種類があるか。
　②内的コントロールと外的コントロールの具体例を述べよ。

《実習》
　「自発的な行動変容」の手順に沿って，必要な健康習慣を獲得しよう。

【キーワード】
　セルフモニタリング　逆戻り防止　自己効力　行動変容　ローカス・オブ・コントロール

引用・参考文献

第1章

Bloom, B. L. 1988 *Health Psycology. A Psychosocial Perspective.* Englewood Cliffs, NJ. Prentice Hall.

ギャッチェル, R. J. ほか, 本明 寛・間宮 武（監訳）1992 健康心理学入門. 金子書房.

厚生労働省 2005 厚生労働白書：平成17年版. ぎょうせい.

日本健康心理学会（編）1997 健康心理学辞典. 実務教育出版.

Ogden, J. 1996 *Health Psychology, A Textbook.* Buckingham, Philadelphia, Open University Press.

ストーン, G. C. ほか, 本明 寛・内山喜久雄（監訳）1990 健康心理学. 実務教育出版.

World Health Organization 1988 *Education for Health. A manual for health on health education in primary health care.*

第2章

バンデューラ, A., 原野広太郎（監訳）1979 社会的学習理論 —— 人間理解と教育の基礎. 金子書房.

Boring, E.G. 1930 A new ambiguous figure. *American Journal of Psychology,* **42**, 444.

エリクソン, E. H., 仁科弥生（訳）1977 幼児と社会1. みすず書房.

Havighurst, R. J. 1952 *Developmental Tasks and Education.* New York, Longmans, Green.

マズロー, A.H., 小口忠彦（訳）1987 人間性の心理学. 産業能率大学出版部.

本明 寛（編）1968 新・心理学序説. 金子書房.

野口京子 1996 性格心理学. 明星大学出版部.

ロジャース, C. R., 友田不二男（訳）1966 カウンセリング. 岩崎学術出版.

Rubin, E. 1921 *Visuell wahregenommene Figuren.* Gyldendalske.

Schlosberge, H. 1952 The description of facial expressions in terms of two dimensions. *Journal of Experimental Psychology,* **44**, 229-237.

瀧本孝雄・託摩武俊ほか 1990 性格心理学への招待. サイエンス社.

山本多喜司・ワップナー, S.（編）1991 人生移行の発達心理学. 北大路書店.

ジンバルドー, P. G., 古畑和孝・平井 久（訳）1983 現代心理学（上）. サイエンス社.

第3章

Becker, M. H. (Eds.) 1974 The health belief model and personal health behaviour. *Health Education Monographs,* **2**, 324-508.

Fishbein, M. & Ajzen, I. 1975 *Belief, Attitude, Intention, and Behaviour : An Introduction to Theory and Research.* Reading, MA., Addison-Wesley.

ギャッチェル, R. J. ほか, 本明 寛・間宮 武（監訳）1992 健康心理学入門. 金子書房.

Green, L. W. & Kreuter, M. W. 1991 *Health Promotion Planninng. An Educational and Environmental Approach.* 2nd ed., Mayfield Publishing.

肥田野直・本明 寛・山本多喜司（監修）1995 健康教育の心理学. 実務教育出版.

Kasl, S. V. & Cobb, S. 1966 Health behaviour, illness behaviour, and sick behaviour : II Sick role behaviour. *Archives of Environmental Health,* **12**, 531-541.

Kristansen, C. M. 1985 Value correlates of preventive health behaviour. *Journal of Personality and Social Psychology,* **49**, 784-758.

Leventhal, H., Prochaska, T. R. & Hirschman, R. S. 1985 Preventive health behaviour across the life span. In J. C. Rosen & L. J. Solomon (Eds.), *Prevention in Health Psychology.* Hanover, NH., University Press of New England.

Matarazzo, J. D. 1984 Behavioral health : A 1990's challenge for the health science professions. In J. D. Matarazzo, N. E. Miller, S, M. Weiss & J. A. Herd (Eds.) *Behavioral Health : A Handbook of Health Enhancement and Disease Prevention,* pp. 3-30, New York, John Wiley.

Ogden, J. 1996 *Health Psychology, A Textbook.* Buckingham, Philadelphia, Open University Press.

ストーン, G. C. ほか, 本明 寛・内山喜久雄（監訳）1990 健康心理学. 実務教育出版.

第4章

ブロム, G. E. ほか, 本明 寛・野口京子（訳）1994 児童期のストレス——その理解と介入モデル. 金子書房.

Cannon, W. B. 1932 *The Wisdom of the Body.* New York, Norton.

ギャッチェル, R. J. ほか, 本明 寛・間宮 武（監訳）1992 健康心理学入門. 金子書房.

林峻一郎 1993 「ストレス」の肖像. 中央公論社.

肥田野直・本明 寛・山本多喜司（監修）1995 健康教育の心理学. 実務教育出版.

Holmes, T. H. & Rahe, R. H. 1967 The social readjustment rating scale. *Journal of Psychosomatic Research,* **11**, 213-218.

Kaplan, R. M. et al. 1993 *Health and Human Behabiour.* New York, McGraw-Hill.

ラザルス, R. S. & フォルクマン, S., 本明 寛・春木 豊・織田正美（監訳）1991　ストレスの心理学――認知的評価と対処の研究．実務教育出版．
本明 寛　1987　ストレスと認知的評価．早稲田心理学年報, **19.**
中川米造・宗像恒次（編）1989　医療・健康心理学．応用心理学講座13．福村出版．
日本健康心理学会（編）1997　健康心理学辞典．実務教育出版．
日本健康心理学研究所（編）1997　ストレスコーピングインベントリー・自我態度スケール――実施法と評価法マニュアル．実務教育出版．
野口京子（編）1994　ストレスを味方にする方法．雄鶏社．
Ogden, J.　1996　*Health Psychology, A Textbook*. Buckingham, Philadelphia, Open University Press.
Selye, H.　1956　*The Stress of Life*. New York , McGraw-Hill.

第5章

Eysenck, H.J.　1967　*The biological bases of personality Springfield*, IL: Thomes
エリス, A. & ドライデン, W., 本明 寛・野口京子ほか（訳）1996　REBT入門－理性感情行動療法への招待．実務教育出版．
Friedman, M.　1996　*Type A Behavior : Its Diagnosis and Treatment*. New York, Prenum Press.
ギャッチェル, R. J. ほか, 本明 寛・間宮 武（監訳）1992　健康心理学入門．金子書房．
Kaplan, R. M. et al.　1993　*Health and Human Behabiour*. New York, McGraw-Hill.
前田 聡　1993　A型傾向判別表．タイプA行動パターン．星和書店，東京．
前田重治　1986　カウンセリング入門．有斐閣．
Maslow, A. H.　1958　*The Farther Reaches of Human Nature*. New York, The Viking Press.
本明 寛（編）1968　新・心理学序説．金子書房．
本明 寛　1989　企業社会と態度能力．ダイヤモンド社．
日本健康心理学会（編）1997　健康心理学辞典．実務教育出版．
野口京子　1996　性格心理学．明星大学出版部．
Ogden, J.　1996　*Health Psychology, A Textbook*. Buckingham, Philadelphia, Open University Press.
Scheier, M.F. & Carver, C.S.　1985　Optimism, coping and health: Assessment and implications of generalized outcome expectancies. *Health Psychology*, **4**, 219-247.
上田吉一　1991　健康な人格．川島書店．

第6章

厚生省 1997 厚生白書:平成9年版. ぎょうせい.

日野原重明(監修) 1997 生活習慣病を予防するガイドブック. 東京法規出版.

日本健康心理学会(編) 1997 健康心理学辞典. 実務教育出版.

生活習慣病予防研究会(編) 2004 生活習慣病のしおり2004. 社会保険出版社.

World Health Organization 1996 *Guideline for Physical Activity in Older Persons.*

第7章

Berkman, L. & Syme, S. L. 1979 Social networks, host resistance, and mortality : A 9 year follow-up study of Alameda County residents. *American Journal of Epidemiology,* **109**, 186-204.

Bowlby, J. 1977 The making and breaking of affectional bonds. *British Journal of Psychiatry,* **130**, 201-210.

Brown, G. W. & Proudo, R. 1981 Psychiatric disorder in a rural and an urban population, 1. Aetiology of depression. *Psychological Medicine,* **11**, 581-599.

Caplan, G. 1974 *Support Systems and Community Mental Health.* New York, Behavioral Publications.

Cobb, S. 1976 Social support as a moderator of life stress. *Psychosomatic Medicine,* **38**, 300-314.

Cohen, S. & Syme, S. L. 1985 Issues in the study and application of social support. In S. Cohen & S. L. Syme (Eds.), *Social Support and Health.* pp. 3-22. Orlando, FL., Academic Press.

Depner, C. E., Wethington, E. & Ingersoll-Dayton, B. 1984 Social support : Methodological issues in design and measurement. *Journal of Social Issues,* **40**, 37-54.

Hamburg, D., Elliot, G. R. & Parron, D. L. 1982 *Health and Behavior : Frontiers of Research in the Biobehavioral Sciences.* Wasington, D. C., National Academy Press.

Henderson, S. & Bostock, T. 1977 Coping behavior after shipwreck. *British Journal of Psychiatry,* **131**, 15-20.

House, J. S. 1981 *Work Stress and Social Support.* Reading, MA., Addison-Wesley.

Kaplan, R. M. et al. 1993 *Health and Human Behabiour.* New York, McGraw-Hill.

Kahn, R. L. & Antonucci., T. 1980 Convoys over the life cycle : Attachment, roles, and social support. In P. B. Balters & O. Brim (Eds.), *Lifespan Development and Behavior* (Vol.3). Boston, Lexington.

Medalie, J. H. & Goldbourt, U. 1976 Angina pectoris among 10,000 men : Psychosocial and other risk factors as evidenced by a multivariate analysis of a 5 year incidence study. *American Journal of Medicine,* **60**, 910-921.

中川米造・宗像恒次（編）1989　医療・健康心理学．応用心理学講座13．福村出版．

日本健康心理学会（編）1997　健康心理学辞典．実務教育出版．

Ogden, J. 1996 *Health Psychology, A Textbook.* Buckingham, Philadelphia, Open University Press.

Pearlin, L. I., Menaghan, E. G., Lieberman, M. A. & Mullan, J. T. 1981 The stress process. *Journal of Health and Social Behavior,* **22**, 337-356.

第8章

Andersen, R. & Newman, J. F. 1973 Societal and individual determinants of medical care utilization in the United States. *Millbank Memorial Fund Quarterly/Health in Society,* **51**, 95-124.

Kaplan, R. M. et al. 1993 *Health and Human Behabiour.* New York, McGraw-Hill.

厚生省　1995　厚生白書：平成7年版．ぎょうせい．

厚生省　1997　厚生白書：平成9年版．ぎょうせい．

厚生省　2000　厚生白書：平成12年版．ぎょうせい．

厚生労働省　2005　厚生労働白書：平成17年版．ぎょうせい．

日本健康心理学会（編）1997　健康心理学辞典．実務教育出版．

第9章

グリーン, L. W.　1994　健康教育のアセスメントと評価．健康心理・教育学研究, 1 (2)．

Green, L. W. & Kreuter, M. W. 1991 *Health Promotion Planning. An Educational and Environmental Approach.* 2nd ed. Mayfield Publishing.

肥田野直　1994　わが国の中等学校における健康教育．健康心理・教育学研究, 1 (2)．

肥田野直・本明寛・山本多喜司（監修）1995　健康教育の心理学．実務教育出版．

警視庁生活安全部少年第一課　1993　少年非行の傾向（平成4年）．警視庁生活安全部少年第一課．

コローチェック, S. R.　1992　アメリカにおける健康教育の実際．健康心理・教育学研究, 5 (2)．

コローチェック, S. R., 重久剛（訳）1994　アメリカにおける健康教育．健康心理・教育

学研究, 1 (2).
間宮 武 1991 健康意識の実態と発達に関する調査研究.
本明 寛・野口京子 1992 企業内健康増進マニュアル. ダイヤモンド社.
内閣府 2001 少年非行問題等に関する世論調査（平成13年11月）. 内閣府.
内閣府 2005 少年非行等に関する世論調査（平成17年1月）. 内閣府.
野口京子 1994 アメリカでの健康教育. 健康心理・教育学研究, 1 (2).
Simons-Morton, B. G. & Green, W. H. 1990 *Introduction to Health Education.* Prospect Heights, IL., Waveland Press.
東京都幼稚園・小・中・高等学校性教育研究会（編）1993 児童・生徒の性：東京都小・中・高校生の性意識・性行動に関する調査報告. 学校図書.
日本 PTA 全国評議会（編）1994 子供の生活意識実態調査. 学校図書.
山田雄一 1992 ヒューマンオフィス. 読売新聞社.
山本多喜司 1996 ライフレビューカウンセリング. 健康心理・教育学研究, 2 (2). 6-3.

第10章

肥田野直 1991 教育評価(改訂版). 放送大学教育振興会.
肥田野直（編）1972 テストⅠ心理学研究法7. 東京大学出版会.
Johnston, M. et al. 1995 *Measures in Health Psychology.* Berkshire, Neel-Nelson.
本明 寛（監訳）1989 評価・診断 心理学事典. 実務教育出版.
野口京子 1996 自我態度スケール. 日本健康心理学研究所（編） ストレスコーピングインベントリー・自我態度スケール――実施法と評価法マニュアル. 実務教育出版.

第11章

Becker, E. 1964 *The Revolution in Psychiatry.* The Free Press.
Belkin, G. S. 1980 *Introduction to Counseling.* 3rd ed., W. C. Brown.
Bishop, G. D. 1994 *Health Psycology. Intergrating Mind and Body.* Allyn And Bacon.
Bloom, B. L. 1988 *Health Psycology. A Psychosocial Perspective.* Englewood Cliffs, NJ., Prentice Hall.
Ellis, A. 1994 *Reason and Emotion in Psychotherapy, Revised and Updated.* New York, Birch Lane Press.
エリス, A. & ドライデン, W., 本明 寛・野口京子ほか（訳）1996 REBT 入門――理性感情行動療法への招待. 実務教育出版.

Friedman, M. 1996 *Type A Behavior : Its Diagnosis and Treatment.* New York, Prenum Press.
ギャッチェル, R. J. ほか, 本明 寛・間宮 武（監訳）1992 健康心理学入門. 金子書房.
Gladding, S. T. 1996 *Counseling, A Comprehensive Profession.* 3rd ed. Merrill Prentice Hall.
Gilliland, B. E., James, R. K. & Bowman, J. T. 1984 *Theories and Strategies in Counseling and Psycotherapy.* 2nd ed. Merrill Prentice Hall.
アイビイ, A.E., 福原真知子ほか（訳） 1985 マイクロカウンセリング——"学ぶ−使う−教える"技法の統合：その理論と実際. 川島書店.
野口京子 1997 ストレスによく効く癒しの処方箋. 河出書房新社.
前田重治 1986 カウンセリング入門. 有斐閣.
セイヤー, R. E., 本明 寛（監訳）1997 毎日を気分よく過ごすために. 三田出版会.
World Health Organization 1988 *Education for Health. A manual for health on health education in primary health care.*

第12章

バンデューラ, A. ほか, 本明 寛・野口京子（監訳）1997 激動社会の中の自己効力. 金子書房.
ギャッチェル, R. J. ほか, 本明 寛・間宮 武（監訳）1992 健康心理学入門. 金子書房.
Green, L. W. & Kreuter, M. W. 1991 *Health Promotion Planning. An Educational and Environmental Approach.* 2nd ed. Mayfield Publishing.
Kaplan, R. M. et al. 1993 *Health and Human Behabiour.* New York, McGraw-Hill.
Mahoney. M. J., & Arnkoff, D. B 1979 Self-management. Behavior medicine : Theory and practice New York : Williams & Wilkins.
Marlatt, G. A. & Gordon, J. R. 1985 *Relapse Prevention.* New York, Guilford Press.
日本健康心理学会（編）1997 健康心理学辞典. 実務教育出版.
Ogden, J. 1996 *Health Psychology, A Textbook.* Buckingham, Philadelphia, Open University Press.
Rotter. J.B 1954 *Social Leaning Theory and Clinical Psychology.* Englewood Cliffs, NJ., Prentice-Hall.
Schwarzer, R. 1992 Self-efficacy in the adoption and maintenance of health behaviors : Theoretical approaches and a new model. In R. Schwarter (Eds.), *Self-Efficacy : Thought Control of Action.* pp. 217-242. Washington, DC., Hemisphere.
ストーン, G. C. ほか, 本明 寛・内山喜久雄（監訳）1990 健康心理学. 実務教育出版.

索　引

ア　行

アイゼンク(Eysenck, H.J.)　75
アイビィ(Ivey, A.E.)　146
アセスメント　135, 137, 141, 142
アセスメントの方法　135
アドラー(Adler, A.)　15
アルコール　94
胃・十二指腸潰瘍　91
意思決定のカウンセリング　153
一次的評価　50
一次予防　36
「いま，ここ」に生きる　64, 65
医療の場における健康教育　129
飲酒　94
インフォームド・コンセント　129
ウェルビーイング　2
運動　81
エイズ対策　110
エイゼン(Ajzen, I.)　32
栄養　78
エリクソン(Erikson, E.H.)　16, 21
エリス(Ellis, A.)　66, 154
オグデン(Ogden, J.)　7, 30

カ　行

学習理論　17
カスル(Kasl, S.V.)　28
学校における健康教育　122
冠動脈性心疾患（coronary heart disease：CHD）　5, 71, 163
がん　74, 85
危険因子　39
喫煙　92
脚本　160
逆戻り　170

逆戻り防止　171
キャノン(Cannon, W.B.)　42
キャノンの闘争－逃避モデル　42
休養　83
クオリティ・オブ・ライフ　129
グリーン(Green, L.W.)　34
クリステンセン(Kristansen, C.M.)　30
警告反応期　43
ゲシュタルト　64
健康　1, 2
健康観　1
健康危険度評価(Health Risk Appraisal：HRA)　128
健康教育　115, 122
健康教育プログラム　121-123, 125
健康行動　28
健康心理カウンセリング　145, 151, 152, 163
健康心理学　1, 10
健康心理学の定義　5
健康増進プログラム　126, 133
健康づくり対策　113
健康なパーソナリティ　60
健康の危機管理　104
健康の心理的，身体的，社会的な要素　4
健康の定義　2
交感神経系　54
肯定的資質　166
行動カウンセリング　153
行動的病原　28
行動的免疫　28
行動変容　166
行動リハーサル　170
行動理論　19
行動を変える方法　21
交流分析（Transactional Analysis：

TA）　158
高齢化　106，109
高齢期の健康教育　121
コーエン（Cohen, S.）　97
個性化　61
コブ（Cobb, S.）　28
コミットメント　51
コミュニティにおける健康教育　131
コミュニティ介入プログラム　132
コントロール　173
コンプライアンス　130

サ　行

再決断　160
再評価　51
サリヴァン（Sullivan, H.S.）　16
三次予防　37
自我状態　158
刺激のコントロール　169
自己強化　170
自己効力　174，175
自己効力感　18，151
自己実現　62，63
自己実現者　63
思春期の問題行動　116
疾病誘発パーソナリティ　71，75
児童虐待の防止　105
シャイム（Syme, S.L.）　97
社会的学習理論　20，123
社会的健康　4
社会的最適応評価尺度　46
社会的性格　15
社会的認知理論（Social Cognitive Theory）　132
社会統合　99
柔軟性　24
シュルツ（Schultz, J.H.）　162
少年非行　117
情動理論　22
職場における健康教育　124

自律訓練法（Autogenic Training: AT）　162
心身症　56，75
心臓病　89
身体的健康　4
心理社会的ストレス理論　46
心理的健康　4
心理的ストレス　54，55
スタンフォード大学の3都市の研究（The Stanford Three-Comunity Study）　134
図と地の関係　24
ストーン（Stone, G.C.）　2
ストレス　40-43，45，48
ストレス対処理論　48
ストレス耐性をもつ子ども　115，116
ストレッサー　40
ストレスバッファリングモデル　98
ストレスマネジメント　121
ストローク　161
生活習慣　77，78，167
生活習慣病　81，85，104
青少年の健康教育　116
精神的健康　61
精神的に健康　65
精神分析の心理学　12
生物医学モデル　7-9
生理的ストレス　43
セカンドオピニオン　131
セリエ（Selye, H.）　43，45
セルフモニタリング　167
ソーシャルサポート　96，99

タ　行

対処　48
態度能力　68-70
タイプA　71-73
タイプA 行動　71，73
タイプC パーソナリティ　74
代理体験　174

他学問領域との関連　10
WHO憲章　2
ターミナルケア　130
地域保健福祉体制　106
中年期の健康教育　121
抵抗期　44
動機づけ　22
動機の種類　22
トランスアクショナル（相互作用）モデル　47

ナ　行

二次的評価　50
二次予防　37
人間主義の心理学　25
認知主義の心理学　23
ネットワーク　99，100
脳卒中　87
ノースカレリア・プロジェクト（The North Karelia Project）　133

ハ　行

パーソナリティ　13
パールズ（Perls,F.S.）　64
バーン（Berne,E.）　158
バーンアウト　130
ハヴィガースト（Havighurst,R.J.）　21
発達理論　21
汎適応症候群（General Adaptation Syndrome:GAS）　43
バンデューラ（Bandura,A.）　20，152，167
疲はい期　45
肥満症　91
評価　136
評価に影響する種々の要因　52
評価に影響する人的要因　51
非理性的ビリーフ　155
ビリーフ　5，7，30，51，152
ビューラー（Bühler,C.）　21

疲労　83，85
フィッシュバイン（Fishbein,M.）　32
ブラインド・ビヘイビア理論　33
プリシード・プロシードモデル　34
フロイト（Freud,S.）　12-14
プログラムの評価　36
フロム（Fromm,E.）　15
ヘルスケア　102
ヘルスケアシステム　5，102，113
ヘルスサービス　102，103
ヘルスビリーフ　30
ヘルスビリーフモデル　31
ヘルス・ローカス・オブ・コントロール　31
ホームズ（Holmes,T.H.）　45，47
ホメオスタシス　41，42

マ　行

マーラット（Marlatt,G.A.）　171
マイクロカウンセリング　146
マスロー（Maslow,A.H.）　62
マタラッツオ（Matarazzo,J.D.）　28，167
ミラー（Miller,N.E.）　11
メインイフェクトモデル　97
燃えつき症候群　130
目標設定　168
モデリング　18
本明　寛　1，68

ヤ　行

ユーモア　70
ユング（Jung,C.G.）　13，61
幼児・児童期における健康教育　115
予防　36，85，86，88，90-92，105

ラ・ワ行

来談者中心カウンセリング　153
ライフイベント　46
ライフスタイル　4，5

ラザルス(Lazarus,R.S.) 46, 152
楽観主義 70
リーズンドアクション理論 32
理性感情行動療法 (Rational Emotive Behavior Therapy：REBT) 154
理性的 66
理性的ビリーフ 155
レヴェンタール(Leventhal,H.) 30

劣等感とその補償 15
劣等感の補償 116
レーエ(Rahe,R.H.) 45, 47
ローカス・オブ・コントロール 173
ローゼンストック(Rosenstock,I.M.) 31
論破 155

新版あとがき

　本年夏,アテネで開催された ICAP(国際応用心理学会主催の国際応用心理学会議:International Congress of Applied Psychology)の総会と,学会期間中に開かれた IUPsyS(国際心理科学連合:International Union of Psychological Science)の代表者会議に出席した。ICAP は1990年に第22回大会が京都で開催されて以降,4年ごとに,マドリッド,サンフランシスコ,シンガポールと回を重ねてきたものである。

　今回,ICAP と IUPsyS という世界の心理学界の二大組織によって,「心理学は,科学的な基盤をもち,教育と訓練に基づいた,人々に貢献する学問分野,職業分野である」として人々や諸機関に認識されることをめざし,その実現をサポートしていくことが宣言された。

　現在,全世界的に健康心理学の適用が期待される領域や社会における課題が拡大し,その増加につれ,今大会のプログラムでも健康心理学部門のテーマの占める割合が確実に高くなってきていた。健康心理学の前途は明るい,と思った。世界の心理学の進む道と,現在の日本の健康心理学が進む道とが重なるものであることが実感でき,嬉しかった。

　最後に,本書をはじめ,健康心理学の関連書籍の出版に多大なご援助とご配慮をいただいている金子書房の保坂健治社長,編集を担当していただいた出版企画部長・真下清氏に深く感謝する次第である。

　2006年7月　アテネにて

　　　　　　　　　　　　　　　　　　　　　　　　　　野口京子

あ と が き

健康心理学の歩みとともに

1990年ニューヨークでは，街角に住むホームレスの人びとのエイズ感染の実態を調べている人がいた。企業の健康増進プログラムの成果を報告している人もいた。学校で生徒に喫煙と肺がんの関連を教えている人も，また，「楽しい老後を！」というワークショップを開いている人もいた。みな健康心理学者であった。

日本で健康心理学会が発展途上であったころ，筆者はマンハッタンに住む高齢者を対象にソーシャルワーカーとして働いていた。日本で健康心理学会の設立をみてから渡米したのだが，まだ自分の中で，健康心理学をどのようにとらえたらよいのか明確にされていなかった。アンテナをはりめぐらしながら模索しているうちに，ケースマネージャーとしてのソーシャルワークのアプローチを心理学に重ねていくとよいことがわかり，さらに健康教育を加えてみることで健康心理学の全体像がみえてきた。ニューヨーク・フィルハーモニーの演奏を聴きながら，「ああ，健康心理学はオーケストラだ！」と頭に浮かんだとき，健康心理学と他の関連学問領域との関係は，アプローチの異なる分野が排斥しあうのではなくお互いに協力しあうことで効果をあげることが必要だとわかったのである。それぞれの楽器が奏でられ生かされるように，奏者が技術をみがけばみがくほどオーケストラ全体がすばらしくなるからである。

1990年の国際応用心理学会（京都），1993年の国際健康心理学会議（東京）で，マタラッツオ，ホルツマン，アイゼンク，エヴァンス，ラザルス，スピルバーガーらの健康心理学創設期の学者たちに接する幸運に恵まれた。そしてそれから毎年世界のどこかの会議で彼らに会いその業績にふれることができ，

1996年の国際健康心理学会開催の準備のためにマース,シュワルツァー,グリーングラス,カプランらのこれからこの分野を担う学者たちと協働する機会をえた。1993年にグリーンの健康教育・公衆衛生学のモデルを紹介できたことと,1997年の10回記念大会でバンデューラの自己効力が健康心理学の主要概念として改めて強く認識されたことは,感激した体験であった。

1997年の健康心理学会により認定健康心理士の資格が制定され,学校,職場,地域,医療の場,そして乳幼児から高齢者までの健康心理学に関する研究,教育,実践,そしてそれにかかわる職場の確立が達成されることが望まれている。

この数年間をふりかえって,各方面の先生方の御指導をいただきながら,いま最も必要な学問の1つである健康心理学に,学会の歩みとともに浸っていられたのは非常に幸せなことであった。

最後に本書の発刊にあたり,御指導と激励をいただいた本明寛日本健康心理学会理事長はじめ学会の諸先生方,多大な御援助と御配慮をいただいた金子書房の金子誠司社長,真下清編集部長,永渕美千代氏に深く感謝する次第である。

 1998年 春

野 口 京 子

【著者紹介】

野口　京子（のぐち　きょうこ）

1943年，東京都生まれ．1966年，早稲田大学商学部卒業．同大学大学院文学研究科心理学専攻修士課程修了．コロンビア大学大学院社会福祉学研究科修了（M.S.W）．同大学大学院健康教育学研究科を経て，日本健康心理学研究所所長．博士（保健学）．1999年より文化学園大学（旧文化女子大学）現代文化学部応用健康心理学科教授．2019年4月より文化学園大学名誉教授．

主な著訳書：『健康心理学』『ストレスの心理学』（以上，分担訳）『REBT入門』『ストレスと情動の心理学』（以上，共訳）（実務教育出版），『企業内健康増進マニュアル』（共訳）『50歳から準備する定年後の生き方』（ダイヤモンド社），『健康心理学入門』（分担訳）『激動社会の中の自己効力』（共監訳）『理性感情行動療法』『怒りをコントロールできる人，できない人』（以上，訳）（金子書房），『性格心理学』（明星大学出版部）ほか多数．

新版　健康心理学

2006年 9月25日　新版第 1刷発行　　　　　　［検印省略］
2024年10月15日　新版第16刷発行

著　　者		野 口 京 子
発 行 者		金 子 紀 子
発 行 所		株式会社 金 子 書 房

〒112-0012 東京都文京区大塚 3－3－7
電　話　03（3941）0111〔代〕
FAX　03（3941）0163
振　替　00180-9-103376

印　　刷　藤原印刷株式会社
製　　本　島田製本株式会社

Ⓒ Kyoko Noguchi 2006
Printed in Japan
ISBN 978-4-7608-2606-3　C3011